Dr. Jörg Zittlau

Natürlich heilen mit der
Ringelblume

Mit den Wirkstoffen der Calendula zu natürlicher Schönheit und Gesundheit.
Sanfte Hilfe bei Hautproblemen und Magen-Darm-Störungen

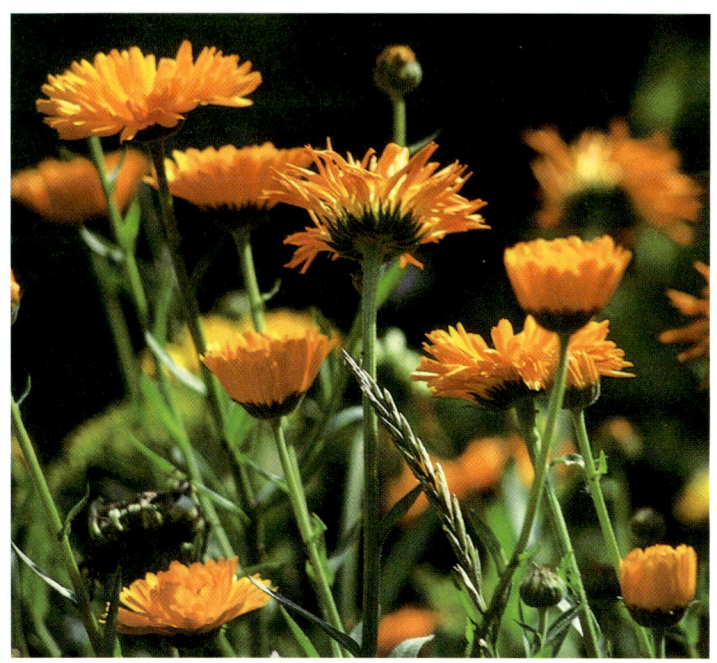

LUDWIG

Inhalt

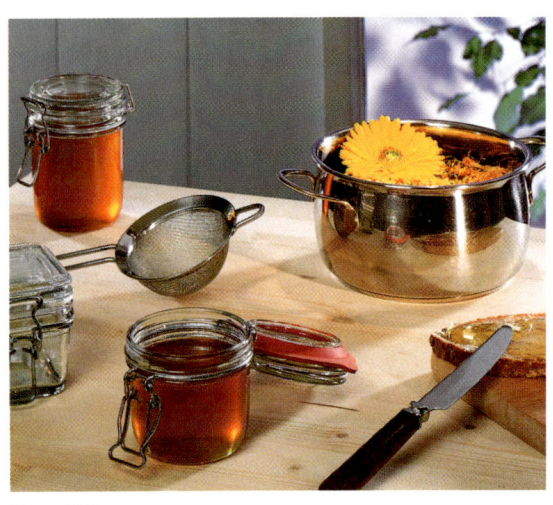

Ringelblumen wirken in verschiedenen Zubereitungen.

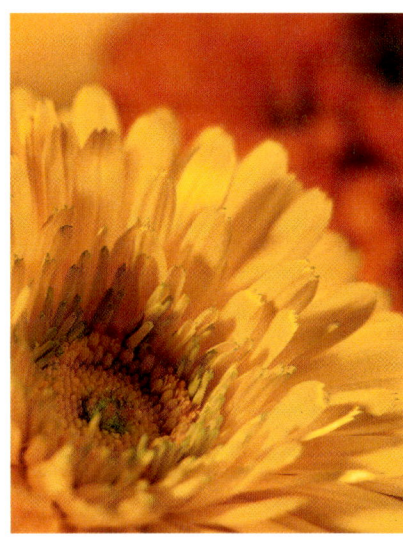

Botanisch heißt die Ringelblume Calendula.

*Einfach selbst gemacht –
Ringelblumensalbe.*

Vorwort

Wer seinen Körper pflegt, begegnet der Ringelblume oder Calendula, wie ihr botanischer Name lautet, in der Regel täglich. Denn der Kosmetikmarkt ist voll von Produkten, in die die Extrakte der goldgelben Blüten eingearbeitet wurden. Calendula gilt als altbewährtes Mittel zur Pflege von trockener und strapazierter Haut. Auch Mütter und Väter greifen immer wieder auf Ringelblumensalben zurück, um die empfindlichen Popos ihrer Babys damit zu pflegen.

Durch die strahlenden Sonnenfarben der Ringelblumenblüten ist die Pflanze als Gartenschmuck ebenso beliebt wie aufgrund ihrer Heilkräfte. Der intensivwürzige Geruch der Blätter verrät bereits die wirkungsvollen Inhaltsstoffe.

Heilen mit Ringelblumen hat Tradition

Den Ruf als effektives Hautpflegemittel trägt die Ringelblume sicherlich zu Recht. Doch bei aller Begeisterung für diesen Effekt wird schnell vergessen, dass sie noch viele andere gute Seiten besitzt. So wurde sie schon in früheren Zeiten als Cholagogum eingesetzt, also als Mittel zur Stimulierung des Gallenflusses. Militärärzte schätzten sie als wirksames Heilkraut zur Behandlung von Kriegsverletzungen. Es gab sogar einmal eine Zeit, da wurde sie als Wundermittel gegen Krebserkrankungen gefeiert. Ein Ruf, der sicherlich übertrieben ist, aber der Ringelblume auch nicht ganz zu Unrecht zukommt, weiß man doch heute um ihre Krebs hemmenden Inhaltsstoffe.

Der Stand der Forschung

Mittlerweile existieren zahlreiche wissenschaftliche Studien über Calendula. Sie gehört neben Heilpflanzen wie Kamille, Johanniskraut, Salbei und Thymian sicherlich zu denjenigen Kräutern, die gut erforscht sind. Das Resümee dieser Forschungen: Die tatsächliche Wirkungspalette der Ringelblume ist viel breiter, als von vielen vermutet wird. Ringelblumensalben sind bei richtiger Zubereitung viel mehr als bloße Pflegemittel, denn sie sind imstande, schwere Haut-

erkrankungen wie Dermatosen, Candidabefall, Furunkel und Wundliegen zu heilen. Und die innerliche Anwendung der Pflanze in Form
von Tinkturen und Tees eignet sich durchaus zur Behandlung von
schweren Magen- und Darmleiden bis hin zum Magengeschwür.

Ein Kraut gegen viele Übel

Die Ringelblume ist eine vielseitige Heilpflanze, die in keiner Hausapotheke fehlen darf und die sich vorzüglich zur Selbstmedikation
eignet. Voraussetzung dafür ist, dass Beschwerden einwandfrei
diagnostiziert wurden. Die Symptome einzelner Krankheiten werden
daher ausführlich beschrieben, und es wird genau erklärt, in welcher
Form Calendula zum Einsatz kommen soll, ob als Salbe, Tinktur oder
Tee, als Öl oder Honig. Darüber hinaus empfiehlt sich die Ringelblume auch zur täglichen Pflege der Haut. Sogar in der Küche
erweist sie sich als interessante Würz- und Geschmackszutat.
Wer sich die Mühe macht, seinen Körper und seine Beschwerden zu
beobachten und die richtige »Calendulaantwort« herauszusuchen,
wird mit dieser Heilpflanze sicherlich eine Menge Freude und
Gesundheitsgewinn haben.

Die milden pflanzlichen Wirkstoffe der Calendula heilen oft nicht so spektakulär schnell wie synthetische Medikamente, dafür sind sie aber nebenwirkungsfrei und bei vielen kleinen Beschwerden einsetzbar.

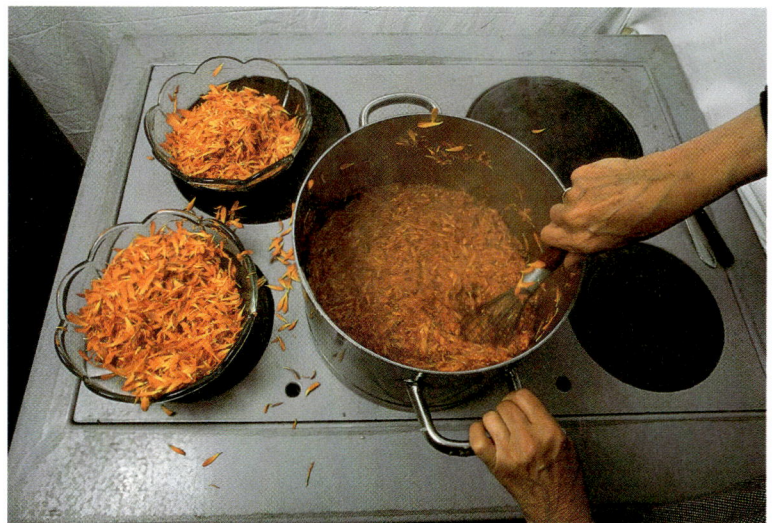

Problemlos zubereitet und hilfreich bei vielen Beschwerden: die Ringelblumensalbe.

Ringelblumen – goldener Gartenschmuck

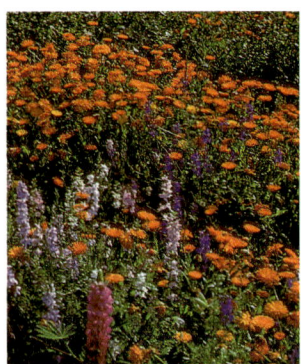

Reine Augenweide: das satte Gelborange der Calendula.

Botanische Merkmale

Die einjährige – nur in seltenen Fällen überwinternde zweijährige – Ringelblume Calendula officinalis gehört zu der Familie der Asteraceae oder Compositae, im Deutschen auch Korbblütler genannt. In dieser Familie finden sich die unterschiedlichsten Pflanzenarten. Heilkräftige Kräuter wie Arnika, Gänseblümchen, Huflattich, Kamille, Löwenzahn, Schafgarbe, Ringelblume, Sonnenhut und Wermut stehen dort neben Betäubungsdrogen wie dem Giftlattich, Gewürzen wie dem Estragon oder Gemüsepflanzen wie der Artischocke. Die meisten Korbblütler brillieren durch kräftige Farben in ihren Blüten und ihr intensives Aroma.

Im Unterschied zu vielen anderen Korbblütlern wie z. B. der Arnika oder der Schafgarbe ist von der Ringelblume keine allergisierende Wirkung bekannt. Deshalb eignet sie sich auch gut für Langzeitanwendungen.

Verwechslungen kommen häufig vor

Die Ringelblume Calendula officinalis ist eigentlich recht gut von anderen Korbblütlern zu unterscheiden. Dennoch wird sie oft verwechselt. Der Grund: Im volkstümlichen Sprachgebrauch wird der Begriff »Ringelblume« auch für einige Chrysanthemen- und Löwenzahnarten verwendet. Seien Sie daher skeptisch, wenn Ihnen jemand stolz die blühende »Ringelblumensammlung« in seinem Garten zeigt, es handelt sich dabei häufig um ein Beet aus Chrysanthemen wie »Golden Rehauge« oder »Goldmarianne«, die eine ähnliche Farbe wie die Ringelblume zeigen.

Ein Spaziergang durch ein Feld voller Kamille, Ringelblume oder Sonnenhut gehört sicherlich zu den eindrucksvollsten Sinneseindrücken, die unsere einheimische Natur zu bieten hat. Atmen Sie die verschiedenen Düfte ein, genießen Sie es!

Die Ringelblume blüht recht lange, von Mai bis November. Dieser Tatsache verdankt sie möglicherweise ihren lateinischen Namen »Calendula« (von calendis = Monate). So brachten die alten Römer zum Ausdruck, dass die Heilpflanze uns ihre Blütenpracht über viele Monate hinweg zeigt. Eine andere Version erklärt allerdings den Namen damit, dass sich die Blüten der Ringelblume morgens zum Sonnenaufgang öffnen und abends zum Sonnenuntergang schließen und damit den Stand der Sonne spiegeln.

Die ursprüngliche Heimat der Ringelblume war das Atlasgebirge. Von diesem wuchtigen Bergmassiv aus hat sie sich sternförmig in alle Richtungen ausgebreitet, wobei sie sich verstärkt nach Süden zur Sonne orientierte. In Deutschland findet man Calendula weniger in freier Wildbahn als in Gärten, Friedhöfen und Parkanlagen; sie wird hier allerdings – wie erwähnt – selbst von passionierten Gärtnern häufig mit einigen Chrysanthemenarten verwechselt.

Ringelblumen selbst anbauen

Die Ringelblume ist ausgesprochen robust und stellt keine hohen Ansprüche an den Boden. Am besten entwickelt sie sich an sonnigen Plätzen mit sattem Lehmboden, sie gedeiht aber auch noch auf Moorböden. Die einzelnen Pflanzen sollten 25 oder mehr Zentimeter Abstand voneinander haben. Die Ringelblume liebt Wärme, reagiert aber nur wenig empfindlich auf Kälte – längere Kalt- und Regenwetterperioden machen ihr nichts aus. Ähnlich widerstandsfähig reagiert sie auf Trockenperioden oder magere Böden – oft blüht sie dort sogar besonders üppig, wenn sie nur genug Sonne bekommt.

Die Aussaat erfolgt von April bis Mai ins Freiland. Man erhält die Samen in jedem gut sortierten Gartenfachgeschäft. Sofern Sie bereits im Herbst vor der Aussaat etwas Horn-Blut-Knochenmehl, Holzasche oder Algenkalk unter den Kompost Ihres Blumenbeets gemischt haben, brauchen Sie die Ringelblumen auch nicht mehr zu düngen.

Tipp Setzen Sie Ihren Dünger nur sparsam ein! Denn überdüngte Ringelblumen bilden mehr Blatt- anstatt Blütenmasse aus.

Auch in ihrer ursprünglichen Heimat ist die Ringelblume als Gartenpflanze beliebt. Von manchen Botanikern wird daher bezweifelt, ob sie in der bekannten Gestalt überhaupt als Wildform existiert hat.

Der Steckbrief der Ringelblume

▶ Standort: überwiegend als Kulturform in Gärten, in Süddeutschland gelegentlich auch wild an sonnigen Plätzen mit sattem Lehmboden

▶ Geruch: harzig, wird manchmal als unangenehm empfunden

▶ Größe: 30 bis 50 Zentimeter, die Pfahlwurzel bohrt sich bis zu 20 Zentimeter tief ins Erdreich hinein

▶ Stängel: kantig und filzig behaart, im oberen Teil verzweigt und an der Basis verholzt

▶ Blätter: weich behaart, am Rand mit kurzen Wimpern

▶ Blüten: zwei bis fünf Zentimeter breite Blütenköpfchen, die aus einem schüsselförmigen Hüllkelch mit grünen Hüllblättern und aus zwei bis drei Reihen Zungenblüten bestehen. Die Zungenblüten sind etwa doppelt so lang wie der Hüllkelch und leuchten in einem knalligen Gelb oder Orange. Das Innere der Blüte wird von Röhrenblüten eingenommen, die zum Teil ebenfalls wie eine Zunge ausgeformt sind und dann die Blüte gefüllt erscheinen lassen

▶ Blütezeit: von Mai bis Anfang November

▶ Aussaat: April bis Mai

Der nicht jedem angenehme würzige Geruch trug der Ringelblume im Volksmund auch wenig schmeichelhafte Namen wie »Hofartscheißer« und »Stinkerli« ein.

Die Ringelblume als Teil des Ökogartens

Wer auf die ökologische Bewirtschaftung seines Gemüse- und Ziergartens setzt, wird auch an der Gründüngung nicht vorbeikommen. Dazu werden spezielle Pflanzen ausgesät, die den Boden auflockern und ihn mit wertvollen Nährstoffen anreichern. Zu diesen Pflanzen zählt auch die Ringelblume.

Ihre Pfahlwurzeln bohren sich bis zu 20 Zentimeter tief ins Erdreich hinein und erschließen dadurch Nährstoffe, die sich in den unteren Bodenschichten befinden. Wenn sie dann nach ihrem Absterben verrotten, geben sie diese Nährstoffe wieder an die oberen Bodenschichten ab, wo sie dann von flach wurzelnden Zier- oder Gemüsepflanzen genutzt werden können. Ein weiterer Vorteil der Ringelblumenwurzeln: Sie bohren sich wie spitze Dolche durchs Erdreich und hinterlassen ein weitläufiges System von unterirdischen Röhren, die den Boden optimal lockern und durchlüften.

Schädlinge werden abgeschreckt

Vor allem große Monokulturen aus Kartoffeln und Erdbeeren werden schnell zum Opfer von gefräßigen Fadenwürmern. Eine Randbepflanzung aus Ringelblumen und anderen stark aromatischen Pflanzen sorgt jedoch dafür, dass die Schädlinge einen großen Bogen um die Beete machen.

Die Ringelblume wirkt durch ihre aromatischen Öle abschreckend auf schädliche Fadenwürmer wie etwa das Zystenälchen (Heterodera) oder das Wurzelälchen (Pratylenchus), die sich gerne auch am Wurzelwerk von Karotten, Rosen und Obstgehölzen festsetzen und dort verheerende Schäden hinterlassen können. Wer diese Pflanzen anbauen will, sollte das entsprechende Beet mit einer etwa einen Meter breiten Randbepflanzung aus Ringelblumen säumen.

Eine Pflanze mit wechselhafter Vergangenheit

Die Ringelblume besitzt eine sehr lange Geschichte; ihr Einsatz als Heilmittel reicht wahrscheinlich bis ins Altertum zurück. Im Lauf der Jahrhunderte wurde viel Interessantes zu ihr entdeckt, aber auch vieles über ihre Wirkweisen wieder vergessen. Das Image der Ringelblume hat mit der Zeit zahlreiche deutliche Veränderungen erfahren. So wurde sie zum Bereiten von Liebestränken eingesetzt, stand aber andererseits auch im Ruf einer Totenblume, deren bester Platz auf dem Friedhof ist.

Von der Antike bis zum frühen Mittelalter

Wahrscheinlich war die Ringelblume auch schon den antiken Ärzten bekannt. Einige griechische bzw. hellenische Autoren erwähnten jedenfalls eine Pflanze namens Klymenon, die ihrer Beschreibung nach wohl mit unserer Ringelblume identisch war und zur Behandlung von Verletzungen, vor allem von Brandwunden, eingesetzt wur-

Wenn sich die Ringelblume einmal mit ihrem Gartenplatz angefreundet hat, ist sie oft kaum zu bändigen. Unermüdlich sät sie sich selbst aus und kann empfindlichere Pflanzen verdrängen, wenn man ihre Ausbreitung nicht zügelt.

de. Römische Ärzte berichteten von einer »Caltha flaventia lumina«, die ebenfalls deutliche Merkmale von Calendula trug. Auch sie wurde in Form verschiedener äußerlicher Anwendungen als Heilkraut bei Verletzungen eingesetzt.

Avicenna (980–1037) aus Arabien war einer der ersten Ärzte, die ausdrücklich die Vorzüge von Calendula priesen, allerdings weniger als medizinisches Therapeutikum denn als wirksames Mittel zum Vertreiben von Ungeziefer. Ihre erste Erwähnung als Heilkraut findet sich jedoch bei Hildegard von Bingen (1098–1179). Die berühmte Kräuterheilerin und Äbtissin verwendete die Ringelblume innerlich zur Behandlung von Verdauungsstörungen und Vergiftungen und äußerlich in Form einer Specksalbe bei Ekzemen der Haut.

Hildegard von Bingen führte die Pflanze als »Ringula« in ihren Schriften auf, worin der heutige Name anklingt. Die Ringelblume verdankt ihn vermutlich ihren stark gekrümmten, länglichen Früchten.

Als Fischgift und Pestabwehr geschätzt

Albertus Magnus (1193–1280) war der nächste Kräutergelehrte, der die Ringelblume zu medizinischen Zwecken empfahl, und zwar gegen den Biss von Tieren und bei Schmerzen von Leber und Milz.

Albertus Magnus war der Überzeugung, mit der Ringelblume ein ideales Gift zum Einschläfern von Fischen gefunden zu haben: »Nimm Ringelblume, zerschneide sie fein und wirf sie dort ins Wasser, wo du die meisten Fische wähnst. Du wirst sehen, dass sie alle ohnmächtig an die Wasseroberfläche kommen. Dann kann man sie leicht mit der Hand einfangen.«

Einige Jahre später wurde sie dann als »Frauenkraut« entdeckt. So wurde von zahlreichen Ärzten empfohlen, die orangegelben Blüten in Eierkuchen zu backen und jenen Frauen zum Essen zu geben, »welchen die monatliche Zeit zuviel oder wenig fließt«. Ähnlich argumentierte auch Leonhart Fuchs (1501–1566) in seinem berühmten »New Kreüterbuch«. Allerdings wollte er das Heilkraut nicht in Teig verbacken, sondern als Teil eines Weinaufgusses verarbeitet wissen.

Der englische König Heinrich VIII. (1491–1547) soll die Ringelblume mit Sauerampfer, Wiesenknopf, Frauenminze und Löwenmäulchen vermischt und täglich mehrmals als Aufguss eingenommen haben, um sich dadurch vor der Pest zu schützen.

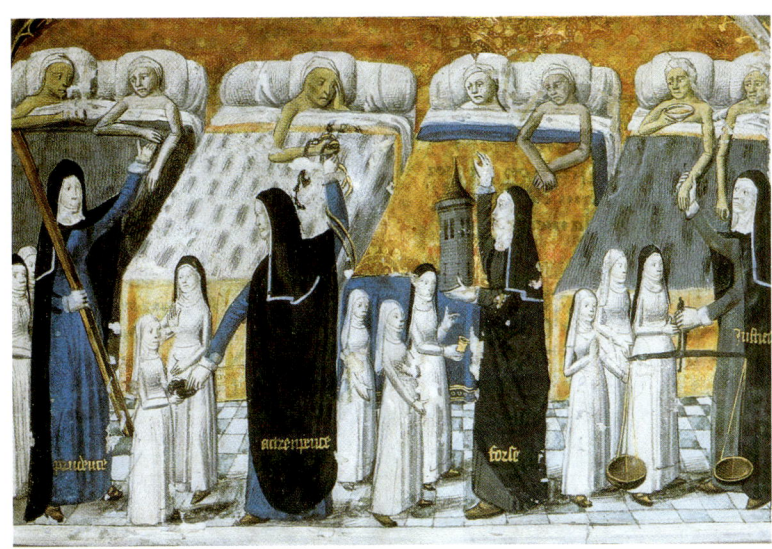

Auch in der Krankenpflege in mittelalterlichen Klöstern hatte die Ringelblume ihren festen Platz.

Von Matthiolus bis zu Kneipp

Der Arzt Pierandrea Matthiolus (1500–1577) war der erste, der die Ringelblume als »Herba Cancri« zur Behandlung von Krebsgeschwüren einsetzte. Im 19. Jahrhundert wurde Calendula sogar zu einer regelrechten Modedroge gegen Krebserkrankungen, die allerdings nicht nur im Trend lag, sondern auch durch Heilerfolge beeindrucken konnte. Im Zug der aufkommenden modernen Medikamente geriet sie jedoch wieder in Vergessenheit. Neuere Forschungen weisen jedoch darauf hin, dass die Ringelblume in der Tat über eine ganze Reihe von Krebs hemmenden Wirkstoffen verfügt.

Auch Sebastian Kneipp (1821–1897) war ein Verehrer der Ringelblume. Er verwendete ihre Salbe bei »giftigen und bösartigen« Geschwüren, den Teeaufguss hingegen bei Entzündungen und Geschwüren des Magens – eine Anwendung, die durchaus Sinn macht. Denn jüngste Untersuchungen lassen kaum noch Zweifel daran, dass die Hauptschuld für Gastritis und Magengeschwür bei einer Mikrobe namens Helicobacter pylori zu suchen ist und dass Calendulaöl in hohem Maß antibiotisch wirkt.

Bei allen schweren Erkrankungen sollten Sie sich nicht allein auf die Heilkräfte der Ringelblume verlassen, sondern einen guten Facharzt zurate ziehen. Vorbeugend und therapieunterstützend können Sie die Pflanze aber unbedenklich einsetzen.

Eine Blume mit vielen Namen

▶ In deutschsprachigen Ländern: Engelrösle, Goldblume, Marienrose, Marigold, Ringelrose, Sonnenblümli, Sonnenwendblume, Studentenblume, Totenblume, Warzenkraut

▶ In Frankreich u. a.: Fleur feminell, Fleur de souci, Fleur de tous les mois

▶ In England u. a.: Goldbloom, Marigold, Sunflower

Legenden und Volksglaube

In der Volksmedizin entwickelte sich das Kraut mehr und mehr zum Heilmittel bei Gebärmutterleiden und Brustdrüsenentzündungen sowie zum Geburtshelfer, wobei man entweder einen Aufguss zu trinken gab oder aber das Kraut anzündete und die schwangeren Frauen die Dämpfe einatmen ließ. Aus heutiger Sicht muss freilich vom Einatmen irgendwelcher Brandschwaden abgeraten werden.

Es gab Zeiten, da fristete die Ringelblume neben anderen Heilkräutern wie etwa Johanniskraut, Hopfen oder Mistel ein Schattendasein in der Heilkunst, dann wieder schrieb man ihr enorme Kräfte zu, die vom Liebestaumel über die Wettervorhersage bis zum blutigen Tod reichten.

Im mittelalterlichen Spanien wurden die Ringelblumen immer dann gepflückt, wenn die Sonne in das Zeichen der Jungfrau trat. Und die Pflückerin musste einen Wolfszahn bei sich tragen, der in ein Lorbeerblatt eingewickelt war.

Die Ringelblume inspirierte zahlreiche Künstler, Poeten und Musiker. So schrieb Franz Schubert: »Der Ringelblume Knospe schließt die goldnen Äuglein auf, mit allem, was da reizend ist, du süße Maid, steh' auf.«

Die Pflanze mit Zauberkraft

So wurde die Ringelblume eine Zeit lang zur Bereitung von Liebestränken benutzt, die vor allem Frauen mehr Spaß am Sex geben sollten. Xochiquetzal – aztekische Göttin der Liebe und Ehe sowie auch der Untreue und Hurerei – trug neben einer Taube eine Ringelblume in ihren Händen, um ihre Kräfte zu symbolisieren. Die deutsche Astrologin Christine Keidel-Joura bezeichnet Calendula als Karma-

Blume, die durch ihre Blühkraft, ihre Fruchtbarkeit, ihr Sterben und ihre ständige Wiederkehr das buddhistische Gesetz vom Kreislauf der Wiedergeburten verkörpert. Manchmal wurde die Ringelblume aber auch eingesetzt, um Treue zu sichern. Dann etwa, wenn sie in die Fußspur des Geliebten gepflanzt wurde, um ihn auf ewig an sein Mädchen zu binden. Ganz anders der Ruf, zu dem die Ringelblume in Mexiko kam. Dort gilt sie noch heute als Blume des Todes, die ihre knallige Farbe dem Blut von Indianern verdanken soll, die von den spanischen Eroberern erschlagen wurden.

In einigen ländlichen Gegenden Deutschlands und Frankreichs schätzt man die wetterprophetischen Talente der Ringelblume. Demnach gibt es Regen, wenn ihre Blüten früh morgens noch geschlossen sind, bei bereits geöffneten Blüten darf man mit Sonne rechnen.

Die amerikanische Esoterikerin Elisabeth Brooke empfiehlt schließlich, die Ringelblume als Ganzes in ein weißes Tuch zu schlagen und sie ständig bei sich zu tragen, wenn man sich schutzbedürftig fühlt. Denn dies würde Sonne und Wärme in die kalte Leere unseres ängstlichen Innenlebens bringen.

Die Wissenschaft hielt lange Distanz

Möglicherweise haben die vielen Legenden um die Ringelblume auch dazu geführt, dass sich Wissenschaftler lange Zeit nicht so recht mit ihr beschäftigen wollten. Glücklicherweise hat sich diese Einstellung in den letzten Jahren gewandelt. Die Ringelblume gehört mittlerweile zu den Heilpflanzen, deren Einsatzmöglichkeiten auch von wissenschaftlicher Seite gut erschlossen sind. Naturverbundene Ärzte und Eltern schätzen sie als wirksames Mittel bei Wunden und Hautentzündungen sowie zur Babypflege. Bedauerlich ist jedoch, dass über diesen Anwendungsbereich fast nie hinausgegangen wird. Dabei bildet er nur einen Teil des weiten Therapiespektrums, das in der Ringelblume schlummert. Gastritis, Magengeschwüre, Bluthochdruck, Arteriosklerose und Krampfadern – auch sie zählen zu den möglichen Einsatzgebieten von Calendula. Und es ist höchste Zeit, dass dieses Potenzial genutzt wird.

Tatsächlich ist die große Lebenskraft, die die Ringelblume selbst aus dürftigem Boden zieht, sehr beeindruckend. Vom Frühsommer bis zum Herbst bringt sie unerschöpflich neue Blüten hervor, besonders wenn man sich die Mühe macht, verblühte Teile regelmäßig abzuschneiden.

13

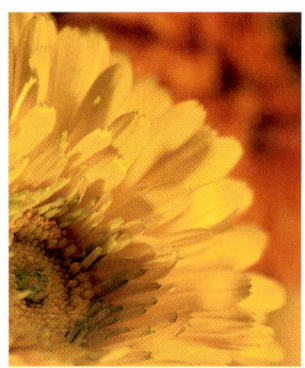

Die Ringelblume enthält eine Menge wertvoller, heilender Substanzen.

Die Heilkräfte der Ringelblume müssen aus ihr hervorgelockt werden. Dazu ist entscheidend, dass die Pflanze schonend und sachgerecht je nach Verwendungszweck aufbereitet wird.

Die verborgenen Kräfte der Ringelblume

Die wichtigsten Wirkstoffe

Calendula gehört zu den Pflanzen, die bei ihrem Wachstum innerhalb weniger Wochen gewaltig an Masse zulegen und dabei überdurchschnittlich kräftige und farbige Blüten hervorbringen. Voraussetzung für diesen Kraftakt ist ein breites »Chemoprofil«. Denn was schnell wächst, braucht einen zügigen und leistungsfähigen Stoffwechsel. Außerdem ist ein Arsenal an chemischen Waffen nötig, um sich vor Schädlingen zu schützen, die ja bekanntermaßen an schnell wachsenden Pflanzen ein besonderes Interesse haben.

Als extrem leistungs- und widerstandsfähige Pflanze verfügt die Ringelblume daher über eine Kombination chemischer Substanzen, die in der Natur ihresgleichen sucht. Und es ist genau dieses Profil, das die Ringelblume für uns Menschen so wertvoll macht – sofern es uns gelingt, es für uns nutzbar zu machen.

Mehr als die Summe aller Bestandteile

Auch wenn wohl mittlerweile die meisten Wirkstoffe von Calendula bekannt sind, so wäre es dennoch ein Fehler, einfach die Effekte dieser Substanzen zu addieren. Denn die einzelnen Inhaltsstoffe stehen zueinander in einer Wechselbeziehung, die wissenschaftlich bis heute nicht annähernd erklärt werden kann.

Nicht zu vergessen schließlich, dass auch der Symbolwert und die Farben sowie der Geschmack zu dem Heileffekt einer Pflanze beitragen. Mit anderen Worten: Die Ringelblume ist weit mehr als die Summe von bestimmten Wirkstoffen, die sich in ihr befinden. Ihre Heilkraft entspringt vielmehr der ganzen Pflanze – und der Art und

Weise, wie sie zubereitet wird – ob als Teeaufguss, Tinktur, Salbe oder Öl. Zu den wichtigsten Wirkstoffen der Ringelblume zählen:

► Triterpendiole
► Ätherische Öle
► Saponine
► Flavonoide
► Karotinoide

Die einzelnen Wirkstoffe hervorlocken

Das Wirkstoffprofil von Calendula ist außerordentlich komplex, man findet in ihr wasserlösliche und leicht flüchtige Stoffe genauso wie Substanzen, die sich nur in Alkohol oder Fett lösen lassen und nur in ihnen wirksam werden. Das hat natürlich Konsequenzen für die Zubereitung der Pflanze; die einzelnen Wirkstoffe müssen für den jeweiligen Bedarf regelrecht aus ihr hervorgelockt werden. So reicht für das Ausnutzen der wasserlöslichen Substanzen noch die Zubereitung eines normalen Teeaufgusses. Wer jedoch in den Genuss der fett- oder alkohollöslichen Stoffe kommen will, muss etwas mehr Aufwand betreiben. Für den richtigen Umgang mit den beiden Lösungsmitteln Fett und Alkohol, um beispielsweise eine Tinktur oder eine fette Salbe zuzubereiten, finden Sie Tipps und Rezepte ab Seite 29.

Die Triterpendiole – natürliche Entzündungshemmer

Die Triterpendiole oder Triterpenalkohole bilden die Hauptwirkstoffe der Ringelblume. Sie konnten in zahlreichen Untersuchungen ihre entzündungshemmende Kraft unter Beweis stellen. Daher gelten sie als Hauptmotor der Heilwirkung bei Erkrankungen der Haut sowie bei Entzündungen der Schleimhäute in Mund, Rachen und Magen. Zu den besonders aktiven Ringelblumenalkoholen zählt das Faradiol. Nicht zuletzt deshalb spielt der Faradiolgehalt auch die entscheidende Rolle in der Standardisierung von Calendulapräparaten. Diese Stan-

Das Zusammenwirken der einzelnen Inhaltsstoffe bezeichnet man als Synergie. Die Naturheilkunde mit ihrem ganzheitlichen Ansatz setzt stark auf synergetische Kräfte, auch wenn diese mit wissenschaftlichen Methoden schwer nachvollziehbar und nicht zu beweisen sind.

dardisierung gewährleistet, dass der Kunde bzw. Patient mit den einzelnen Einheiten eines Ringelblumenpräparats auch wirklich immer dieselben Wirkstoffanteile zu sich nimmt.

Es kommt auf das Verfahren an

Im reinen Ringelblumentee werden die Triterpendiole nicht aktiv, da sie wasserunlöslich sind. Optimal aktiviert werden sie in Calendulaextrakten, die mit Hilfe von Hochdruck und Kohlendioxid gewonnen wurden. Denn hierbei werden die Triterpendiole und Karotinoide besonders gut gelöst und aktiviert. Dies bedeutet: Wenn Sie die entzündungshemmenden Eigenschaften der Ringelblume nutzen wollen, sollten Sie beim Kauf von Calendulaextrakten darauf achten, ob sie im Hochdruckverfahren mit Kohlendioxid hergestellt wurden.

Dieses Verfahren eignet sich freilich nicht für den Hausgebrauch. Hier bleibt als Alternative, die Blüten mit hochprozentigem Äthanol durchzufeuchten, da die Triterpendiole sich gut in Alkohol lösen lassen. Wer dann noch diese Alkoholtinktur mit Schweineschmalz zu einer Salbe vermischt, gewinnt damit ein vorzügliches Heilmittel zur Behandlung von Hautentzündungen (Rezepte siehe Seite 29 und 31).

Die ätherischen Öle der Ringelblume wirken auch auf das Nervensystem und damit auf die Steuerung zahlreicher Vorgänge in unserem Körper. Der Herzschlag wird verlangsamt, die Schweißabsonderung gedrosselt und die Muskelspannung abgebaut.

Die ätherischen Öle – antibiotische Beruhigungsmittel

Die ätherischen Öle sind Träger des typisch balsamisch-harzigen Geruchs der Ringelblume. Darüber hinaus entfalten sie jedoch auch zahlreiche medizinische Wirkungen. Bei den Ölen der Ringelblume dominiert vor allem der beruhigende Effekt. Die Ringelblume eignet sich daher als Zusatz in Mischungen klassischer Beruhigungskräuter wie Baldrian, Hopfen und Johanniskraut.

Einige Ärzte empfehlen Ringelblumenextrakte bei Herz-Kreislauf-Beschwerden während des Klimakteriums. Von größter Bedeutung ist ihr hemmender Effekt auf das Wachstum von zahlreichen Bakterien und einigen Pilzen.

Diese Keime hemmt die Ringelblume

▶ Candida albicans: Hefepilz, der schwere Hautentzündungen verursachen kann

▶ Verschiedene Trichophytonarten: Auslöser der meisten Hautpilzerkrankungen

▶ Escherichia coli: Auslöser von Reise- und Babydurchfall

▶ Pseudomonas aeruginosa: Mitverursacher von Wundinfektionen, Blutvergiftungen, Herzmuskel- sowie Lungenentzündungen, Gallenblasen- und Augeninfektionen und schweren Durchfällen bei Babys

▶ Bacillus subtilis: Mitverursacher von Blutvergiftungen, Herzmuskel-, Hirnhaut- und Lungenentzündungen

▶ Staphylococcus aureus: kann an der Ausbildung von Furunkeln, Karbunkeln, Herzklappenfehlern und Lungenentzündungen beteiligt sein

▶ Trichomonaden: treten z. B. im Zusammenhang mit Darmkrämpfen, Magenkrebs, Karies, Mundschleimhautentzündungen und einigen Geschlechtskrankheiten auf

▶ Klebsiella pneumonisa: Erreger schwerer Lungenentzündungen

Die Saponine – pilztötende Cholesterinsenker

Die antimikrobielle Kraft der Ringelblume liegt vor allem in ihren Saponinen, Flavonoiden und ätherischen Ölen. Ihre Wirkung kommt durchaus an die der synthetischen Antibiotika heran – ohne jedoch annähernd deren Nebenwirkungen zu besitzen. Der Saponingehalt der Ringelblumenblüten beträgt etwa zehn Prozent des Trockengewichts, die Pflanze hat damit einen überdurchschnittlich hohen Saponingehalt. Ihr Hauptsaponin ist das Oleansäureglykosid.

Die Saponine bilden an ihrer Oberfläche bestimmte Zuckermoleküle, die sehr bindungsfreudig sind und sehr eifrig mit Fett reagieren. Für den menschlichen Körper hat das in erster Linie Vorteile. Denn die Saponine wandern praktisch als Fettstaubsauger durch unseren Darm und entfernen dabei auch problematische Fette wie etwa das Cholesterin und die Triglyzeride. Ihnen kommt daher eine wichtige Rolle bei der Behandlung und Vorbeugung von Arteriosklerose zu. Der

Wer bei leichten Beschwerden die keimhemmenden Kräfte der Ringelblume nutzt, erhält sich besser die Wirkung der synthetischen Antibiotika für schwere Fälle. Durch die unkontrollierte Einnahme dieser Medikamente werden nämlich immer mehr resistente Erreger gebildet.

Die in Wasser schäumenden Saponine wurden früher auch als Waschmittel für Kleider genutzt. Hauptsächlich verwandte man dazu die Wurzel des Seifenkrauts, deren Saponinmischung allerdings hautreizend und für innerliche Anwendungen völlig ungeeignet ist.

hohe Cholesterinspiegel ist nur einer der Faktoren, die das Entstehen von Arteriosklerose begünstigen. Zu den anderen Faktoren zählen Rauchen und Bewegungsmangel – und dagegen hilft kein Heilkraut, sondern nur der eigene Wille.

Auch gegen Pilze wirksam

Darüber hinaus hemmen Saponine das Wachstum von Pilzen. Auch dieser Effekt begründet sich in ihrer Bindungsfreudigkeit: Sie ketten die Fette aus der Pilzaußenhaut an sich und entziehen ihr damit wichtigen Mörtel für die einzelnen Bausteine der Zellwände.

In jüngerer Zeit lenkten Saponine schließlich die Aufmerksamkeit von Wissenschaftlern auf sich, weil sie von unserem Körper zur Herstellung von entzündungshemmendem Kortison herangezogen werden können. Die Saponine bilden zusammen mit den Triterpendiolen die Hauptwaffe der Ringelblume im Kampf gegen Entzündungen der Haut oder im Körper.

Saponine bilden bei hoher Dosierung in wässrigen Lösungen einen starken Schaum. Sie sind also wasserlöslich und werden daher auch im Ringelblumenteeaufguss aktiviert.

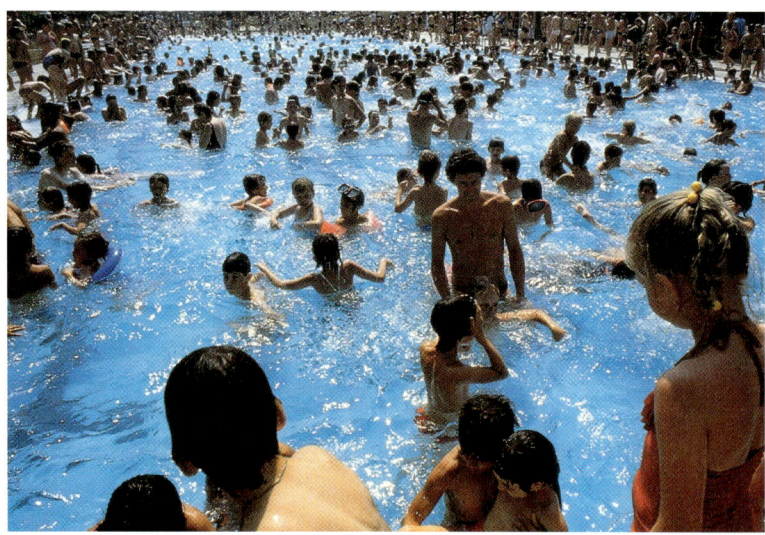

Viele Menschen, feuchtwarme Umgebung – da gedeihen Pilze besonders gut. Auch sie lassen sich mit Calendula bekämpfen.

Die Flavonoide – wirksame Schmerzmittel

Ringelblumenblüten enthalten bis zu 0,9 Prozent Flavonoide. Diese Substanzen besitzen ein breites Wirkungsprofil. Erwiesen ist ihre Hemmung des Arachidonsäurestoffwechsels. Dadurch entziehen sie zum einen unserem Körper gewissermaßen die Munition für unser Schmerzempfinden. Zum anderen sorgen sie so dafür, dass unser Blut besser fließen kann. Bestimmte blutverdickende Stoffe können einfach nicht mehr in großem Umfang gebildet werden. Dadurch sinkt das Risiko von Verschlüssen und Entzündungen in den Blutgefäßen, wie sie beispielsweise für Herzinfarkte und Krampfadern typisch sind.

Aggressiv nur gegen schädliche Keime

Darüber hinaus wirken Flavonoide zum Teil antibiotisch auf Bakterien und Viren. Für Ringelblumenflavonoide konnte eine Wirkung gegen Staphylococcus aureus, Klebsiella pneumoniae, Escherichia coli und Candida monosa nachgewiesen werden. Die Wände von Herpesviren werden durch einige Flavonoide regelrecht geknackt – allerdings sind dazu große Mengen Ringelblumenextrakt notwendig. Von großer Bedeutung sind auch die so genannten immunmodulierenden Wirkungen der Flavonoide. Sie sind imstande, überschießende Reaktionen unseres Immunapparats zu bremsen. Dies ist einer der Gründe dafür, dass die Ringelblume in der Regel gut vertragen wird. Die Flavonoide kommen als wasserlösliche Stoffe auch in Teeaufgüssen zur Entfaltung.

Saponine, Flavonoide und Karotinoide gehören zu den so genannten Pflanzenwirkstoffen. Flavonoide sollen auch die Fähigkeit besitzen, die Wirkdauer von Vitamin C im menschlichen Organismus zu verlängern. Dies ist besonders für Raucher interessant, bei denen das wichtige Vitamin besonders schnell abgebaut wird.

Die Karotinoide – farbige Krebshemmer

In den letzten Jahren gerieten immer mehr die so genannten sekundären Pflanzenwirkstoffe in das Blickfeld von Wissenschaftlern und der Öffentlichkeit. Zu ihren »Stars« zählen sicherlich die Karotinoide.

Sie sind verantwortlich für die schillernden Farben der Ringelblumenblüten. Beim Orange dominieren die Beta-Karotinoide, bei der Farbe Gelb die Xanthophylle. Das Beta-Karotin fungiert auch als Vorstufe des Vitamin A. Dieser wichtige Biostoff wird vor allem für die Immunabwehr, die Sehkraft und die Funktionstüchtigkeit der Schleimhäute benötigt. In den Pflanzen besteht seine Aufgabe darin, durch Sonnenbestrahlung entstandene aggressive Moleküle – die so genannten freien Radikale – einzufangen und zu neutralisieren.

Die Karotinoide sind eine Großfamilie von etwa 500 bisher bekannten Arten. Nur zwölf von ihnen können wahrscheinlich im Körper in Vitamin A umgewandelt werden.

Freie Radikale werden abgewehrt

Von dieser Schutzwirkung der Karotinoide kann auch der menschliche Körper profitieren. Auch hier fangen sie heimtückische Sauerstoffmoleküle ein, auch hier schützen sie den Organismus vor schädlichen Strahlen und dem »Rostfraß« aggressiver Teilchen. Und damit schützen Karotinoide den Körper vor schwer wiegenden Erkrankungen, denn die Attacken der freien Radikale gelten u. a. als Auslöser von Krebstumoren und Arteriosklerose.

Die zum Teil beachtlichen Erfolge von Ringelblumen in den Krebstherapien des 19. Jahrhunderts gehen sicherlich auch zu einem großen Teil auf ihren hohen Gehalt an Karotinoiden zurück. Darüber hinaus beschleunigen sie – äußerlich aufgetragen – die Wundheilung und die Regeneration von beschädigtem Hautgewebe, beispielsweise bei tiefen Schnitten oder Operationswunden.

Nur in Kombination mit Fett heilsam

Die Karotinoide entfalten ihre Wirkungen am besten in Kombination mit Fetten oder Ölen. Wer also Ringelblumen als Gewürz zu Quark- oder Fleischspeisen einsetzt oder sie zu Ölen oder Salben verarbeitet, kommt auch in den Genuss der Heilwirkungen ihrer Karotinoide, im bloßen Ringelblumentee bleiben sie jedoch zur Wirkungslosigkeit verdammt. Das Xanthophyll der gelben Ringelblumenblüten ist außerdem noch überaus hitzeempfindlich: Wer sie mit kochendem Wasser überbrüht, riskiert einen Karotinoidverlust von bis zu 100 Prozent.

Aufheller für das Gemüt – die Farben

Heilpflanzen wirken nicht nur durch ihre Chemie, sondern auch durch ihre Symbolik. Farbpsychologen wissen mittlerweile sehr viel über die Wirkungen der Farben auf unser körperliches und psychisches Wohlbefinden zu berichten. So kann es schmerzlindernd sein, wenn wir uns in Räumen mit kühlen Blautönen aufhalten, während uns graue Farben eher missmutig und pessimistisch stimmen. Die Blüten der Ringelblume leuchten in kräftigem Gelb oder Orange, während Teeaufguss, Tinkturen und Öle zart grünlich gelb sind.

Wenn Menschen über ihre ersten Empfindungen bei der Farbe Gelb befragt werden, so antworten sie in der Regel mit Begriffen wie Licht, Freude, Sonne und Strand, aber auch mit Begriffen wie Neid, Eifersucht und Geld. Gelb kann eine Farbe von Heiterkeit und geistiger Weite sein; wenn es jedoch an Glanz verliert, kann es seinen positiven, vitalen Charakter einbüßen: Wir werden gelb vor Neid.

Orange bildet eine Mischung aus Rot und Gelb und gilt daher als Farbe der gezähmten Vitalität. Das wohl temperierte, uneuphorische Lebensglück – es trägt die Farbe Orange.

Ein Sinnbild der Ausgewogenheit

Nicht umsonst tragen viele buddhistische Mönche orangefarbene Kleidung – als Ausdruck des buddhistischen Wegs der Mitte, der die Extreme des Lebens meidet und sich vom Festhalten an irdischen Dingen befreit, um zur Erlösung im Nirwana zu gelangen.

Zusammengefasst lässt sich für Symbolik und Farbe der Ringelblume sagen: Sie verführt uns zum Leben – nicht aber zum Leben in seinen Extremen, die ja bekanntlich sehr schädlich für uns sein können, sondern zum ausgeglichenen Dasein. Calendula spiegelt uns das Leben vor, wie es weder zu heiß noch zu kalt, weder zu leidenschaftlich noch zu rational, weder zu losgelöst noch zu borniert sein kann. Und diese eher esoterisch gewonnene Charakteristik der Ringelblume ist gar nicht so weit von dem entfernt, was Wissenschaftler bei den Wirkstoffen der Pflanze beobachten konnten.

Das Gesetz vom Kreislauf der Wiedergeburten wird vom buddhistischen Gott Mahakala beherrscht, der das Feuer des Lebens besitzt – und das erinnert wiederum an die Ringelblume, wie sie verschwenderisch und lebendig unser Auge mit flammenartigen Gelb- und Orangetönen betört.

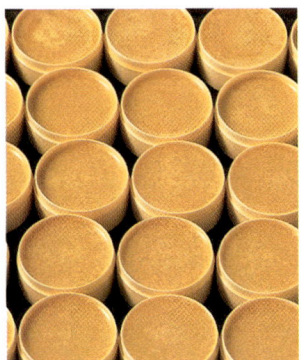

Die Ringelblume in der Heilkunde

Calendulaprodukte aus Reformhaus und Apotheke

Salben und Cremes mit Calendula kann man kaufen oder selbst herstellen.

Die Ringelblume wird von der Pharmaindustrie in unzähligen Variationen angeboten, wobei Salben und Cremes überwiegen und Calendula oft mit anderen Heilpflanzen kombiniert wird. Wie bei allen anderen industriellen Produkten gibt es auch hier große Qualitätsunterschiede. Als Grundregel gilt, dass man ein Präparat bevorzugen sollte, dem möglichst keine oder sehr wenige Farb- und Duftstoffe beigemischt wurden. Man sollte Produkte wählen, die Ringelblume in therapeutisch ausreichender Menge beinhalten. So beruht beispielsweise die Wirkung eines Beruhigungstees aus 20 Gramm Baldrianwurzeln, 20 Gramm Hopfen, fünf Gramm Pfefferminze und drei Gramm Calendulablüten in erster Linie auf Baldrian und Hopfen, während die Pfefferminze lediglich den Geschmack und die Ringelblume die Farbe aufpeppen sollen.

Wenn Sie Ringelblumentee zehn Minuten lang ziehen lassen, schmeckt er mild-herb mit einem luftigen, mentholähnlichen Aroma. Je länger Sie ihn jedoch ziehen lassen, umso mehr Bitterstoffe werden im Wasser gelöst. Er eignet sich dann für Wundauflagen und Mundspülungen, aber nicht mehr zum Trinken.

Homöopathische Zubereitungen

Begründer der Homöopathie ist der deutsche Arzt Samuel Hahnemann (1755–1843), ihr Ausgangspunkt liegt jedoch in der Antike bei dem griechischen Arzt Hippokrates, der schon vor 2500 Jahren die Ansicht vertrat, dass man nicht die Krankheit, sondern den kranken Patienten in seiner Gesamtheit behandeln müsse. Denn schließlich sei jede Krankheit letzten Endes nichts anderes als der Ausdruck dafür, dass der Körper ein verloren gegangenes Gleichgewicht wiederherzustellen versucht – und bei diesem Bemühen müsse man ihn, so Hippokrates, wirksam unterstützen.

22

Und noch etwas entdeckte Hippokrates, das zum Meilenstein der modernen Homöopathie werden sollte, dass man nämlich Gleiches mit Gleichem bzw. Ähnliches mit Ähnlichem behandeln müsse.

Calendulaprodukte der Deutschen Homöopathischen Union sind »Calendula extern DHU«, »Calendumed-Creme DHU« und »Calendumed-Salbe DHU«, alle drei zur äußerlichen Anwendung. Auch »Ringelblumenheilsalbe nicht fettend« (Dr. Theiss Naturwaren) beruht auf homöopathischer Urtinktur.

Daneben existieren zahlreiche homöopathische Kombinationspräparate mit Ringelblume. Die bekanntesten sind »Calendula-Echinacea-Salbe« (Helixor), »Cosmochema Wund-Heilsalbe SL«, »Traumeel S«, »Traumeel S Salbe« und »Unguentum Truw«. Sie eignen sich vor allem zur Behandlung von offenen oder stumpfen Verletzungen.

Während die Schulmedizin konkret am erkrankten Organ und den eingedrungenen Erregern ansetzt, wirkt die homöopathische Therapie auf das Steuerungssystem unseres Körpers; sie unterstützt ihn also in seinem Bemühen, selbsttätig die Krankheit in den Griff zu bekommen.

Anthroposophische Heilmittel

Ähnlich wie die Homöopathie unterscheidet sich auch die anthroposophische Medizin grundlegend von der klassischen Heilpflanzenkunde, indem sie über die bloße chemische Wirkung der Pflanzenheilstoffe hinausgeht, um das Geistige im Krankheitsgeschehen zu berücksichtigen.

Begründer der anthroposophischen Medizin sind der Philosoph Rudolf Steiner (1861–1925) und die Ärztin Ita Wegmann (1876–1943). Ihr Credo: Der Mensch besteht aus vier Wesensgliedern; dem physischen Leib, dem Ätherleib als Summe der den Körper belebenden Vitalkräfte, dem Astralleib als Ausdruck für Bewusstsein und Empfindung sowie dem Ich als dem Bewusstsein des Menschen von sich selbst. Ein Ungleichgewicht der vier Wesensglieder oder eine Desorientierung eines der vier Glieder führt zur Krankheit. Der hauptsächliche Wirkungsbereich von Calendula liegt gemäß anthroposophischer Medizin in der Behandlung von schlecht heilenden Wunden und Verletzungen, und zwar konkret darin, die bildenden Kräfte des Ätherleibs und dadurch den Wiederaufbau von zerstörtem Gewebe anzuregen. Der führende Hersteller von anthroposophischen Calendulaprodukten ist die Firma Weleda. In ihrem Sortiment findet man

Immer mehr Medikamente aus der anthroposophischen Lehre werden mittlerweile von Ärzten genutzt, die gar keine Anhänger der Anthroposophie sind. Neben der Ringelblume ist das prominenteste Beispiel die Mistel: Sie mausert sich zusehends zu einem etablierten Mittel in der Krebstherapie.

Calendula mit Sesamöl, Wollwachs, gelbem Wachs, Alkoholen und Wasser verarbeitet sowie in Kombination mit bestimmten Metallen wie Zink oder anderen entzündungshemmenden Heilpflanzen wie z. B. Kamille. Die anthroposophischen Ringelblumenprodukte haben auch Tradition in der Behandlung von wunder Babyhaut.

Salben – am besten mit Schweineschmalz

Bei der Kohlendioxidextraktion wird die Ringelblume mit Kohlendioxid, Hochdruck und einer leicht erhöhten Temperatur bearbeitet. Dadurch kommen vor allem die entzündungshemmenden Triterpendiole von Calendula optimal zum Tragen. Dabei werden auch ihre hitzeempfindlichen Bestandteile geschont.

Calendulasalben gibt es pur und kombiniert mit anderen Heilkräutern in zahlreichen Variationen, wobei für ihre Wirksamkeit entscheidend ist, welche Art der Extraktion als Grundlage genommen wurde. Optimal für die Ausnutzung des fettlöslichen Wirkstoffprofils von Calendula ist die Kohlendioxidextraktion. Darüber hinaus ist dieses Verfahren gesundheitlich unbedenklich und umweltverträglich.

Für die äußerliche Anwendung ist es besonders günstig, die hochmoderne Kohlendioxidextraktion mit dem uralten Salbenträger Schweineschmalz zu kombinieren. Denn Schweineschmalz ähnelt in seiner Konsistenz dem menschlichen Hautfett und dringt daher gut in die tieferen Hautschichten ein. Es besitzt allerdings nur eine begrenzte Haltbarkeit – schauen Sie daher beim Kauf unbedingt auf das Verfallsdatum, außerdem sollte das Produkt zügig aufgebraucht werden. Im Reformhaus sind ebenfalls hervorragende Salben mit pflanzlichen Ölen als Träger erhältlich.

In Fertigtees oft nur Spuren der Pflanze

Mittlerweile gibt es Calendula auch als Instanttee in Apotheken und Reformhäusern zu kaufen. Er wird zur begleitenden Behandlung von Magen- und Darmgeschwüren empfohlen.

Die Ringelblume wird in über 80 Teemischungen angeboten. Doch oft wird sie lediglich als Farbveredler oder als Geschmackspuffer untergemischt, nicht aber als aktiver Heilkrautbestandteil. Wer in den Genuss der Calendulawirkungen kommen will, sollte darauf achten, dass sie in fertigen Mischungen nahezu gleichwertig neben anderen Kräutern wie Kamille (Flores Chamomillae), Rosmarin (Flores Rosmarini) und Fenchel (Fructus Foeniculi) enthalten ist. Am besten ist es jedoch, Calendula pur zu verwenden oder sie in eigenen Mischungen zu verarbeiten. Rezepte finden Sie auf den Seiten 27ff. und 40ff.

Ringelblumenöle für die Haut

Das in der Medizin übliche Calendulaöl wird mit Hilfe von pflanzlichen Ölen hergestellt. Am bekanntesten sind »Calendula-Öl Nestmann« und »Befelka-Öl«, in denen Calendulaöl mit anderen Ölen wie Johanniskraut- und Kamillenöl sowie einigen homöopathischen Urtinkturen kombiniert wird. Sie sind angezeigt bei trockenen Ekzemen und schuppiger Haut. Darüber hinaus wird Calendula von zahlreichen Kosmetikherstellern in Sonnenschutzölen verarbeitet.

Ringelblume in Körperpflegemitteln

Kaum ein kosmetisches Produkt, in das nicht Calendula eingearbeitet werden kann. Man findet sie in Sonnenschutz-, Hand- und Babycremes, Aftershaves, Haarshampoos, Lotionen und Lippenstiften genauso wie in Arbeitsschutzsalben, Geschirrspülmitteln, Zahnpasten, Seifen und Waschmitteln. Leider wird Calendula mitunter nur hinzugesetzt, um Hautverträglichkeit und einen gewissen medizinischen Anspruch vorzutäuschen. Was sich sonst noch in den Produkten befindet, bleibt meistens im Dunkeln. Denn Kosmetikhersteller lassen sich nur ungern in die Karten gucken und haben eine beinahe panische Angst davor, dass ihnen die Konkurrenz das Rezept stiehlt, wenn es auf der Packungsbeilage nachzulesen ist. Der Kauf von Ringelblumenkosmetik ist verzichtbar, denn es ist kein Problem, selbst Pflegemittel herzustellen (Rezepte siehe Seite 84ff.).

Kosmetische Ringelblumenprodukte enthalten häufig Duft- und Farbstoffe, die Allergien auslösen können. Und damit wird die wesentliche Stärke von Calendula – nämlich ihr geringes Allergiepotenzial – zunichte gemacht.

Ringelblumenheilmittel selbst hergestellt

Das Gold der Ringelblume zeigt sich eher in verstecktem Glanz, denn ihr Wirkstoffprofil ist für uns nicht ohne weiteres nutzbar zu machen. Die übliche Methode, die Blüten mit heißem Wasser zu überbrühen und einen Tee daraus zu machen, holt bei Calendula nur einen Bruchteil von dem heraus, was wirklich in ihr steckt. Denn viele ihrer

Inhaltsstoffe können nicht mit Wasser gelöst werden. Man muss sie vielmehr durch andere Extraktionsverfahren herauslocken.

Klar, dass die pharmazeutische Industrie mittlerweile Verfahren entwickelt hat, auch an die versteckten Wirkstoffe der Calendula heranzukommen. Da wird nicht nur mit Alkohol, Azeton und Öl extrahiert, sondern auch mit Glyzerol, Kohlendioxid und einer genau berechneten Portion Überdruck. Doch auch für den Laien gibt es zahlreiche Möglichkeiten, sich die Heilwirkungen der Ringelblume in voller Breite nutzbar zu machen. Es ist dabei von ganz entscheidender Bedeutung, in welcher Weise sie zubereitet wird.

Die abgezupften Blütenblätter dürfen nur in sehr dünnen Schichten ausgebreitet werden, damit sie so schnell wie möglich trocknen. Sonst bilden sich sehr leicht schädliche Schimmelpilze, die die ganze Ernte verderben können.

Die Blüten zum richtigen Zeitpunkt sammeln

Die meisten medizinisch wertvollen Bestandteile der Ringelblume finden sich in ihrer Blüte (pharmazeutisch: Calendulae flos). Die Erntezeit dauert von Juli bis August, je nach Witterung auch bis zum September. Wählen Sie zum Pflücken der Blüten trockene Tage bei zunehmendem Mond, da zu dieser Zeit ihr Wirkstoffgehalt besonders hoch ist. Legen Sie Ihr Sammelgut in einen Weidenkorb, einen Stoffbeutel oder eine Papiertüte. Gänzlich ungeeignet sind Plastiktüten, denn dort werden die Pflanzen schon recht bald zu schimmeln anfangen. Die Ringelblumenblüten sollten nicht zusammen mit anderen Heilpflanzen transportiert werden, um gegenseitige Aromabeeinflussungen zu vermeiden.

Zu Hause werden die orangefarbenen Zungenblüten vorsichtig abgezupft und an einem luftigen Ort zum Trocknen ausgelegt – ideal sind Tabletts oder größere Lagen aus Papier. Wer größere Mengen trocknen will, sollte sich mehrlagige Trockengestelle aus Holz bauen.

Die richtige Aufbewahrung

Tinkturen und Öle aus frischen Ringelblumenblüten werden in lichtundurchlässigen Fläschchen aufbewahrt, die zur besseren Dosierung einen Tröpfchenzählaufsatz haben sollten. Ringelblumencremes füllen Sie am besten in gut gereinigte Cremetöpfchen aus Ihrem Kosmetikschrank. Die getrockneten Blüten kommen in Papiertüten, Blechdosen oder in Holz- bzw. Glasgefäße, die in trockenen und lichtgeschützten Regalen stehen sollten. Plastikbehälter sind eher ungeeignet, da sie mitunter geschmacksverfälschende Chemikalien an das Kraut abgeben.

Wenn Sie mehrere Heilpflanzen gesammelt haben, müssen Sie die Gefäße sorgfältig beschriften. Wenn ein Behälter leer ist, sollte er wieder mit demselben Kraut nachgefüllt werden. Wenn Sie die einzelnen Behälter mit wechselnden Pflanzen füllen, kann es zu Geschmacksverfälschungen kommen.

Tipp Eine sehr gute, aber nicht in allen Häusern mögliche Alternative zum Aufbewahren sind Jutesäckchen. Man kann sie beispielsweise an Dachbalken frei herunterhängen lassen; auf diese Weise wird das Kraut gut belüftet. Dadurch können Blüten, die nicht 100-prozentig getrocknet wurden, noch ein wenig nachdörren.

Heilrezepte für den Hausgebrauch

Teeaufgüsse

Der Teeaufguss ist sicherlich diejenige Zubereitungsform, die bei Heilpflanzen am verbreitetsten ist. Seine Vorteile liegen darin, dass er recht einfach herzustellen ist und man sich eine gewisse Zeit für seine Zubereitung und seinen Verzehr nehmen muss – eine Zeit der Ruhe und Entspannung, die in unserem hektischen Alltag allein schon eine therapeutische Wirkung besitzt.

Doch der Teeaufguss hat auch Nachteile. So kommen in ihm nur die wasserlöslichen Wirkstoffe zum Tragen, ein Umstand, der gerade bei der Ringelblume mit ihren zahlreichen fettlöslichen Substanzen berücksichtigt werden muss. Außerdem verdampfen durch das kochende Wasser wertvolle ätherische Öle. Trotzdem hat auch der Tee therapeutische Wirkung, wenn einige einfache Tricks bei der Zubereitung beachtet werden. Dann kommt sogar auch ein gewisser Anteil an wasserunlöslichen Stoffen zum Einsatz.

Getrocknete Ringelblumenblüten halten sich etwa zwei bis drei Jahre. Sie gehören auf den Kompostmüll, wenn sie kaum noch riechen, nur noch wenig Farbe zeigen und schon bei kleinsten mechanischen Belastungen zerbröseln.

Ringelblumenhonig schmeckt beispielsweise im Tee oder auf Brot und ist eine sehr gute Pflege für die Haut.

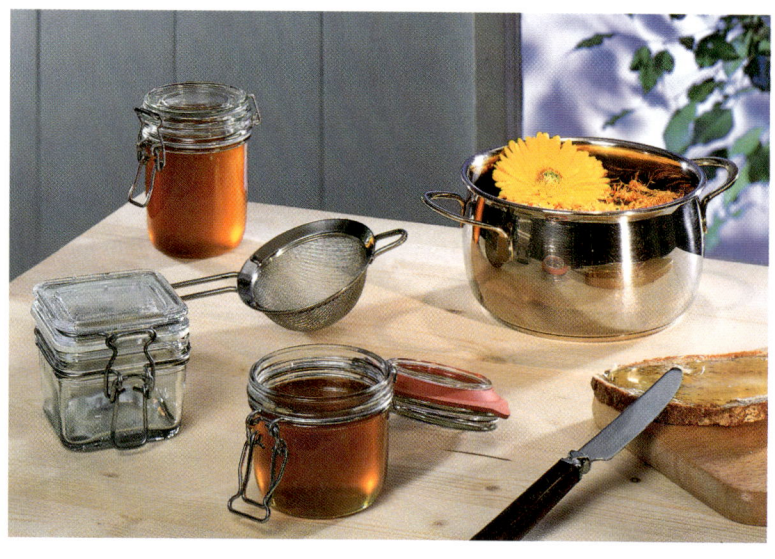

Im Handel gibt es auch spezielle Kräutertee-tassen mit einem Deckel. Ihre Anschaffung ist für die Hausapotheke gene-rell empfehlenswert, da neben der Ringelblume auch die meisten ande-ren Heilpflanzen zuge-deckt ziehen müssen.

Der klassische Teeaufguss zur innerlichen Anwendung

Zubereitung: 1 Esslöffel getrocknete Ringelblumenblüten mit 1 gro-ßen Tasse (200 bis 250 Milliliter) kochendem Wasser überbrühen. Mindestens 10, höchstens 12 Minuten lang zugedeckt ziehen lassen. Danach durch ein Sieb oder ein Tuch abseihen. Den Tee unbedingt zugedeckt ziehen lassen, damit sich die wertvollen ätherischen Öle nicht verflüchtigen.

Teeaufguss für Wundauflagen und Mundspülungen

Zubereitung: 4 Teelöffel getrocknete Ringelblumenblüten mit 1 gro-ßen Tasse (200 bis 250 Milliliter) heißem, aber nicht kochendem Was-ser überbrühen. 15 Minuten lang zugedeckt ziehen lassen. Danach durch ein Sieb oder ein Tuch abseihen.

Teeaufguss mit Rum

Zubereitung: 1 gehäuften Esslöffel getrocknete Ringelblumenblüten mit 1 Schnapsglas hochprozentigem Rum übergießen. Das Ganze gut durchmischen und 30 bis 60 Minuten lang in der zugedeckten Tasse ziehen lassen. Dann mit 200 bis 250 Milliliter kochendem Wasser überbrühen. Mindestens 10, höchstens 12 Minuten lang zugedeckt ziehen lassen. Durch den Rum sollen auch Anteile der wasserunlöslichen Stoffe der Ringelblume zum Tragen kommen. Die entzündungshemmende Kraft des Ringelblumenaufgusses wird dadurch erhöht. Für alkoholkranke Menschen ist er freilich nicht geeignet!

Tinkturen und andere Hausmittel

Ringelblumentinktur

Zubereitung: 10 Gramm Ringelblumenblüten (am besten frisch geerntet) mit 100 Milliliter 50- bis 70-prozentigem Äthanol vermischen und 14 Tage lang lichtgeschützt ziehen lassen. In dieser Zeit immer wieder mal schütteln. Durch ein Tuch oder ein Sieb abseihen. Wenn Sie durch ein Tuch abseihen, sollten Sie die Restflüssigkeit aus dem Blütenrückstand herausdrücken. Füllen Sie die Tinktur in dunkle Glasflaschen um.

Ringelblumentinktur ist weniger entzündungshemmend als -creme, besitzt aber den Vorteil, äußerlich auch bei fettender Haut eingesetzt werden zu können. Man kann sie auch als Grundlage für Teezubereitungen nehmen. Dazu werden 3 bis 4 Milliliter der Tinktur mit 1 großen Tasse (200 bis 250 Milliliter) kochendem Wasser überbrüht und 10 Minuten zugedeckt stehen gelassen. Das sonst beim Teeaufguss übliche Abseihen entfällt. Tee auf Grundlage von Calendulatinktur ist effektiver als die klassische Zubereitung mit getrocknetem Kraut und kochendem Wasser.

Ringelblumenhonig

Zubereitung: Nehmen Sie einen kleinen Topf (1 bis 2 Liter), füllen Sie ihn mit getrockneten oder (besser) frischen Ringelblumenblüten. Mit angewärmtem Honig auffüllen, bis die Blüten vollständig bedeckt sind. 3 bis 4 Wochen lang an einem lichtgeschützten Platz stehen lassen, durch ein Sieb abseihen. Calendulahonig bildet ein vorzügliches Mittel zur Hautpflege und zur Behandlung von Hautkrankheiten. Er schmeckt aber auch als Brotaufstrich. In der Volksmedizin wurde er Kindern zur Behandlung von Windpocken verabreicht.

Richtig hergestellte Ringelblumentinktur ist gelblich grün und von leicht süßlichem Haupt- und leicht herbem Nachgeschmack. Sie riecht sehr angenehm und kann – mit drei Teilen Wasser verdünnt – in einer Schale zur Geruchsaufbesserung in Räumen aufgestellt werden. Das verströmende Ringelblumenaroma wirkt außerdem beruhigend.

Ringelblumenöl

Zubereitung: 50 Gramm getrocknete Calendulablüten mit 500 Milliliter Erdnuss- oder Olivenöl übergießen und in einem verschlossenen Glas 2 bis 3 Wochen lang an einem warmen Platz stehen lassen. Danach abseihen und in dunkle Glasflaschen füllen.

Calendulaöl eignet sich zum Herstellen von Salben sowie zur Therapie von Brandwunden und Sportverletzungen. Es hat einen hohen Anteil an ätherischen Ölen. Das Öl hält sich an lichtgeschützten Plätzen etwa ein Jahr lang.

Bewahren Sie Ringelblumenöl in möglichst voll gefüllten Fläschchen auf, denn auch der Luftsauerstoff lässt es schneller verderben. Ranzig gewordenes Öl darf man auf keinen Fall mehr anwenden.

Ringelblumenöl auf Alkoholbasis

Zubereitung: 100 Gramm Ringelblumenblüten mit 100 Milliliter 50- bis 70-prozentigem Äthanol durchfeuchten, dann 1 Liter Oliven- oder Erdnussöl hinzufügen. 8 Tage lang an einem warmen Platz stehen lassen, abseihen und das Äthanol im Wasserbad abdampfen lassen.

Im Ringelblumenöl auf Alkoholbasis sind die fettlöslichen Anteile der Blüten nahezu optimal gelöst. Es bildet daher ein sehr gutes Heilmittel bei Verletzungen und Erkrankungen der Haut.

Ringelblumensalben

Salben aus Ringelblumenblüten gibt es in zahlreichen Variationen. Die Entscheidung für eine von ihnen hängt wesentlich davon ab, für welchen Hauttyp (fettig, normal oder trocken) und für welche Verwendungszwecke man sie braucht.

Kneippsche Calendulasalbe

Zubereitung: 100 Gramm frische Ringelblumenblüten mit 75 Milliliter 90-prozentigem Alkohol und 2,5 Milliliter Ammoniak (10-prozentig) in einem verschlossenen Glas 12 Stunden lang stehen lassen. Die Blüten ziehen den Alkohol und bilden eine nasse, orangefarbene Masse, die dann in 500 Gramm geschmolzene Wachssalbe eingerührt und 6 Stunden im Backofen bei 60 °C stehen gelassen wird.

Die Salbe eignet sich für äußerliche Anwendungen bei strapazierter, normaler und trockener Haut sowie bei trockenen und schuppigen

Hauterkrankungen. Sie besitzt einen besonders hohen Anteil an ätherischen Ölen. »Kneipp-Ringelblumen-Salbe« gibt es auch als Körperpflegemittel im Handel zu kaufen, wobei das ursprüngliche Rezept neueren wissenschaftlichen Erkenntnissen angepasst wurde (u. a. wurden Zink und Vitamin E als zusätzliche Biostoffe beigemengt).

Ringelblumensalbe mit Butter und Wachs

Zubereitung: 500 Milliliter Ringelblumenöl erhitzen, aber nicht zum Kochen bringen. 40 Gramm Kakaobutter und 40 Gramm Bienenwachs hinzugeben. Sobald alles geschmolzen ist, den Topf vom Herd nehmen und rühren, bis die Mixtur abgekühlt und eingedickt ist. Dann in dunkle Gläser füllen.
Ringelblumensalbe auf Öl-, Butter- und Wachsbasis eignet sich für Heil- und Kosmetikzwecke, nicht aber bei fettender Haut.

Ringelblumensalbe auf Vaselinebasis

Zubereitung: 200 Gramm Vaseline im Kochtopf schmelzen und etwa 1 Hand voll frische Ringelblumenblüten hineingeben. Aufkochen, 10 Minuten kochen lassen, umrühren und durch ein Sieb abseihen. Danach in ein dunkles Glasgefäß füllen.
Ringelblumensalbe auf Vaselinebasis eignet sich vor allem zur Kosmetik und zur Behandlung von leichten Verbrennungen (z. B. Sonnenbrand). Zur Behandlung ernsthafter Hauterkrankungen und tiefer sitzender Sportverletzungen ist sie weniger geeignet, da Vaseline nur schlecht in die Haut eindringt.

Ringelblumensalbe »Unguentum Simplex«

Zubereitung: 60 Gramm Bienenwachs und 90 Gramm Schweineschmalz mit etwas Ringelblumenöl in einem Wasserbad schmelzen. Dann 1 gute Hand voll frische Ringelblumenblüten hinzugeben, aufkochen und abseihen. Schließlich 90 Milliliter Mandelöl hinzufügen und rühren, bis die Mixtur abgekühlt ist.
Diese Salbe aus der »British Pharmacopeia« von 1867 wird von der Haut sehr gut aufgenommen und eignet sich zur Behandlung von Sportverletzungen und Hauterkrankungen (nicht bei fettender Haut).

Der medizinische und kosmetische Salbenmarkt erlebt zur Zeit einen regelrechten Ringelblumenboom. Leider halten nicht alle Produkte, was sie versprechen. Fragen Sie Ihren Apotheker nach Produkten, deren Zusammensetzung sich bewährt hat und wissenschaftlich abgesichert ist. Oder: Seien Sie doch einfach Ihr eigener Salbenhersteller!

Ein Kraut gegen viele Leiden

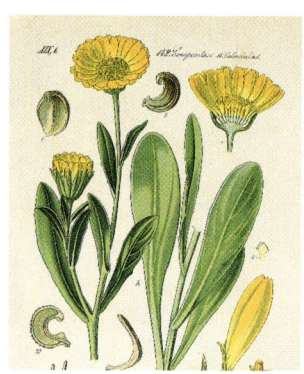

Die Ringelblume als Heilpflanze kann ausgesprochen vielseitig eingesetzt werden. Wie nur wenige andere wirksame Naturheilmittel ist sie für den Hausgebrauch geeignet, denn ihre Anwendung besitzt so gut wie kein Risiko.

In den Calendulamonographien des Bundesgesundheitsamts steht unter Gegenanzeigen, Nebenwirkungen und Wechselwirkungen mit anderen Mitteln: »Keine bekannt.« Nach Beschluss des Europarats zählt die Ringelblume zu den Heilkräutern der Gruppe drei, die ohne Bedenken bis zu einem Zusatz von zehn Prozent in Bäder, Babypflegemittel, Hautschutzpräparate und Kosmetika eingearbeitet werden können. Im Unterschied zu anderen Haut- und Wundheilpflanzen reizt Calendula die Haut nicht, sie besitzt auch kein Allergierisiko.

Die mannigfaltigen Effekte von Calendula sind mittlerweile auch durch viele wissenschaftliche Studien gut belegt. Sie sollte daher in keiner Hausapotheke fehlen.

Die Wirkung bei äußerlicher Anwendung

Die Ringelblume wurde bereits in der Volksmedizin eingesetzt, um Hauterkrankungen zu behandeln. Dies macht auch heute noch sicherlich ihre Domäne aus. So wirkt sie in hohem Maße antibiotisch auf zahlreiche Pilzarten, die unsere Haut befallen und langfristig schädigen können. Auch einige Viren werden von ihr attackiert, Lippenherpes ist in jedem Fall einen Behandlungsversuch wert.

Der entzündungshemmende Effekt der Ringelblume wirkt sich ebenfalls positiv auf den Heilungsverlauf von Hauterkrankungen aus, einige ihrer Zubereitungen reichen durchaus an die Wirkungen von Kortisonpräparaten heran – ohne freilich deren Nebenwirkungen zu besitzen. Darüber hinaus wirkt Calendula als so genanntes Emolliens, also als ein Mittel, das die Haut weich macht, sie beruhigt und pflegt. Rasch hilft die Salbe auch bei Brandwunden und Wundschmerzen.

Sanfte Tiefenwirkung

Als Heilmittel für die Haut entfaltet die Ringelblume ihre beste Wirkung, wenn sie als Salbe zubereitet wird. Nur so erreicht sie auch die tieferen Hautschichten. Fettende Salben sind natürlich nicht für fettige Haut geeignet, und dies ist einer der Gründe dafür, dass die Ringelblume sich mehr zur Behandlung von trockenen Hautbeschwerden anbietet als bei Erkrankungen, die mit nässender oder stark fettender Haut einhergehen. Trotzdem kann etwa die Behandlung von Akne mit Ringelblumentinktur durchaus Erfolg haben, da Calendula entzündungshemmend ist und einige der Bakterien attackiert, die sich in den Aknepusteln tummeln.

Die Ringelblume gegen Venenerkrankungen

Die Ringelblume ist ein erfolgreicher Klassiker in der Behandlung von Venenleiden – sie wurde in jüngster Zeit jedoch etwas vergessen. Dabei geht Ringelblumensalbe Venenprobleme gleich von verschiedenen Seiten an:

▶ Sie wirkt antibiotisch und wundheilend, was sich besonders bei offenen Geschwüren positiv auswirkt.
▶ Sie wirkt entzündungshemmend.
▶ Sie verbessert die Fließeigenschaften des Bluts.
▶ Sie stoppt oder verzögert im Gewebe die Ausbildung von Wasseransammlungen (Ödemen), die ja zu den typischen Begleiterscheinungen von Venenerkrankungen zählen.

Calendula zur Therapie von Verletzungen

Die Ringelblume gehört zu den klassischen Heilpflanzen für die Behandlung von offenen und stumpfen Verletzungen. Hier kommt sie sowohl einzeln als auch im Verbund mit anderen Heilkräutern wie etwa Johanniskraut und Arnika zum Einsatz, wobei sie keinesfalls auf Bagatellen wie blaue Flecken oder kleine Kratzer beschränkt ist. Denn schon während des Ersten Weltkriegs behandelte ein Arzt auch

In der Steiermark wird die Ringelblume auch zur Förderung des Haarwuchses verwendet. Derartige Vorschläge müssen immer mit Skepsis betrachtet werden. Es kann jedoch sicherlich nicht schaden, die Kopfhaut regelmäßig mit Calendulatinktur oder Calendulaöl zu massieren.

die ernsthaften Verletzungen der Soldaten mit Calendula – und das mit so großem Erfolg, dass er von der Armee extra belobigt wurde. Eine Sanitäterin arbeitete im zerbombten London des Zweiten Weltkriegs mit Ringelblumentinktur, um die Wunden zu versorgen. Ihre Heilerfolge waren zum Teil größer als die der Ärzte, denen offizielle Antiseptika zur Verfügung standen.

Wundheilung wird mehrfach unterstützt

Die Ringelblume hilft bei der Wundheilung auf unterschiedlichen Ebenen. So wirkt sie beispielsweise desinfizierend und entzündungshemmend, außerdem stimuliert sie die Aktivität der Fresszellen unseres Immunsystems: Geschädigte Gewebeteile werden von ihnen schneller verdaut und abtransportiert, so dass sie dem Wiederaufbau neuer Gewebeteile nicht mehr im Weg stehen können. Ein weiterer Calendulaeffekt: Sie beschleunigt den Wundverschluss, indem sie im Blut die Bildung von Gerüststoffen unterstützt, die zum Aufbau der Wundkruste benötigt werden.

Ein altes Hausmittel zur Behandlung von Nagelbettentzündungen: 1 Esslöffel Schmierseife in 250 Milliliter warmem Wasser auflösen. Mit 2 gehäuften Teelöffeln Calendulablüten vermischen, aufkochen und 3 bis 5 Minuten lang kochen lassen, durch ein Tuch oder ein Sieb abseihen. Der entzündete Finger wird darin etwa 10 Minuten lang gebadet.

Hier hilft die Ringelblume äußerlich

▶ Afterjucken, Hämorrhoiden	▶ Keratosis pilaris
▶ Akne	▶ Krampfadern
▶ Aphthen	▶ Lippenherpes
▶ Augenlidrandentzündung	▶ Muskelverspannungen
▶ Bartflechte	▶ Ödeme
▶ Blutergüsse, Prellungen	▶ Offene Wunden
▶ Brandwunden, Blasen	▶ Sonnenbrand
▶ Candidaerkrankungen	▶ Trockene Dermatosen
▶ Frostbeulen	▶ Unterschenkelgeschwüre
▶ Furunkel	▶ Venenentzündungen
▶ Grindflechte	▶ Windeldermatitis
▶ Hautentzündungen	▶ Wundliegen
▶ Hühneraugen	▶ Zahnfleischentzündungen
▶ Insektenstiche	▶ Zerrungen, Verstauchungen

Vorbeugender Schutz für die Haut

Die Ringelblume verspricht sogar einigen Schutz gegen ernste Hauterkrankungen. Die vorbeugende Wirkung des regelmäßigen Gebrauchs von Ringelblumensalben gegen Hautkrebs kann nicht mehr bestritten werden, ihre Heilungskraft von bereits bestehenden Krebserkrankungen wird freilich von der Schulmedizin noch heftig angezweifelt. Wissenschaftliche Studien über die Krebshemmung von Calendula im Labor existieren zuhauf – an die versuchsweise Umsetzung am Menschen traut sich allerdings bislang niemand so recht heran. Hier spielt sicher eine große Portion Angst mit, die den Krebstumor nicht nur bei Patienten, sondern auch bei Ärzten zu einem gigantischen Horrorgespenst mit Todesurteilcharakter aufbaut, das man nur mit großem Aufwand an technischem und pharmazeutischem Material bekämpfen kann. Diese Angst scheint besonders in Bezug auf Hautkrebs vorzuherrschen, obwohl ein großer Teil der Hauttumoren eher gutartig im Verlauf ist. Zumindest bei semimalignen (halbbösartigen) Hauttumoren wie dem Basaliom sollte ein Versuch mit Calendula – natürlich immer als Ergänzung und im Anschluss an andere Therapien – gemacht werden.

Die Wirkung bei innerlicher Anwendung

Früher wurde Calendula häufig zur Behandlung von inneren Erkrankungen eingesetzt, besonders bei Erkrankungen der Leber. Der Grund, warum sie ausgerechnet dafür eingesetzt wurde, liegt auch darin, dass man in der Kräuterheilkunde lange Zeit die Heilpflanzen nach dem Prinzip der Ähnlichkeit von Pflanzentypus und Therapiemöglichkeiten auswählte. Demnach würde man es den betreffenden Kräutern bereits äußerlich ansehen, wofür man sie einsetzen kann. Und da die Ringelblume nun einmal gelb ist und Leberkranke (wie z. B. Hepatitispatienten) häufig ein gelbes Gesicht haben, setzte man sie zur Therapie von Leberleiden ein. Eine auf den ersten Blick recht unwissenschaftlich anmutende Theorie, doch Tatsache ist, dass

In Pakistan und Indien zählt die Ringelblume zu den beliebtesten Heilpflanzen. Dort verwendet man nicht nur ihre Blüten, sondern auch die Wurzeln und Blätter. Die Blätter werden beispielsweise Kindern mit Skrofulose (siehe Seite 71) zum Essen gegeben, und die Männer nehmen sie als Schnupftabak.

die Ringelblume auch aus moderner pharmazeutischer Sicht zur Leberbehandlung geeignet ist – wobei das sicherlich nur zu ihren Nebeneffekten gezählt werden kann. Auch Störungen der Organe des Verdauungstrakts wie Magen, Darm und Gallenblase lassen sich erfolgreich mit Auszügen der Ringelblume behandeln.

Neben der Ringelblume gehören folgende Pflanzen zu den wirkungsvollen Emmenagoga (Menstruationshelfern):
- ▶ **Ingwer**
- ▶ **Kamille**
- ▶ **Mönchspfeffer**
- ▶ **Petersilie**
- ▶ **Pfefferminze**
- ▶ **Rosmarin**
- ▶ **Salbei**
- ▶ **Schafgarbe**
- ▶ **Wacholderbeeren**
- ▶ **Wermut**

Calendula für Frauenkrankheiten

Schon in ihrem Volksnamen »Feminell« zeigt die Ringelblume an, dass sie eine Geschichte als Heilpflanze bei Frauenkrankheiten besitzt. Sie gilt als so genanntes Emmenagogum, also als ein Heilkraut, das die Monatsregel herbeiführt und normalisiert. Darüber hinaus hilft sie bei bestimmten Beschwerden (z. B. Brustspannen, Krämpfen, Schmerzen) während der Monatsregel und während des Klimakteriums. Lange Tradition hat die Ringelblume in der Geburtshilfe. So soll eine Hebamme im Mittelalter ihre Ringelblumentinktur so verfeinert haben, dass ihre Patientinnen kaum noch Schmerzen hatten. Eine Zeit lang war es üblich, Ringelblumenblüten im Zimmer der Schwangeren abzubrennen, um ihre Niederkunft zu beschleunigen. Ein fragwürdiges Verfahren – wenn es tatsächlich die Geburt beschleunigt haben sollte, so lag es wohl eher am giftigen Kohlenmonoxid, das grundsätzlich bei organischen Verbrennungsvorgängen frei wird.

Hier hilft die Ringelblume innerlich

- ▶ Darmentzündung
- ▶ Entzündungen und Erosionen des Gebärmutterhalses
- ▶ Gallenblasen- und Gallenwegserkrankungen
- ▶ Gelbsucht
- ▶ Gürtelrose
- ▶ Hohe Cholesterinwerte
- ▶ Magenkrämpfe
- ▶ Magenschleimhautentzündung
- ▶ Magen- und Zwölffingerdarmgeschwüre
- ▶ Prämenstruelle Beschwerden
- ▶ Reisedurchfall
- ▶ Sodbrennen
- ▶ Verspätete oder zu starke Regelblutungen
- ▶ Wechseljahrebeschwerden

Entspannende Wirkung auf die Psyche

Die Ringelblume zählt sicher nicht zu den klassischen psychoaktiven Heilpflanzen wie etwa Johanniskraut, Baldrian oder Kava-Kava. Nichtsdestoweniger besitzt sie eine Reihe von psychischen Wirkungen, die nicht unerwähnt bleiben sollen: So konnte in Laborexperimenten nachgewiesen werden, dass Ringelblumenextrakt das Nervensystem beruhigt und dadurch den Herzschlag, die Schweißabsonderung und die Muskelspannung reduziert. Die beruhigende Wirkung kann bei sehr hoher Dosierung auch die Reflexe verlangsamen – allerdings werden die dazu erforderlichen Mengen bei normaler Einnahme von Calendula unmöglich erreicht.

In der esoterisch orientierten Medizin wird die Ringelblume als Sonnenkraut jenen Menschen verabreicht, die zu Ängstlichkeit und Nervosität neigen, ein starkes Bedürfnis nach Schutz und Sicherheit verspüren oder unter einem schockartigen Ereignis zu leiden haben. Besonders empfohlen wird ein Teeaufguss mit Calendula und Johanniskraut zu gleichen Teilen.

Kombinationen mit anderen Heilkräutern

Die Ringelblume wird gerne und häufig mit anderen Heilkräutern kombiniert. Aus pharmazeutischer Sicht werden jedoch Kombinationen mit mehr als fünf Heilkräutern eher skeptisch betrachtet, da hier die einzelnen Pflanzenbestandteile auf ein so geringes Niveau reduziert wären, dass kaum noch mit ihrer Wirksamkeit zu rechnen sei. Diese Bedenken existieren in Volksmedizin, Erfahrungsmedizin und Homöopathie allerdings nicht. Hier wird Calendula auch in Kombination mit mehr als vier wirksamen Pflanzenbestandteilen eingesetzt, sofern sich diese Mischung bereits im konkreten Heilalltag bewährt hat. Für den Patienten bleibt natürlich die Frage offen, welchem Ansatz er mehr Glauben schenken sollte.

Bei nervösen Kindern hat sich ein Beruhigungstee aus gleichen Teilen Calendula, Hopfen und Pfefferminze bewährt. Gegen Prüfungsängste und bei Aufregung wird eine Teemischung aus Ringelblumen und Johanniskraut empfohlen.

Tipp Bei gekauften Präparaten lohnt sich in jedem Fall ein Versuch, auch wenn dort mehr als fünf Pflanzen miteinander vermischt wurden. Denn ein pflanzliches Heilmittel wäre in der Regel schon vom Markt verschwunden, wenn es niemandem geholfen hätte. Wer hingegen auf Eigenrezepturen setzt, sollte die Ringelblume nur mit wenigen ausgewählten Heilpflanzen kombinieren. Denn dies macht für ihn die Sache einfacher, berechenbarer und leichter wiederholbar.

Hamamelis und Ringelblume bei Hautentzündungen

Die Zaubernuss Hamamelis virginiana gehört ähnlich wie die Ringelblume zu den wissenschaftlichen Entdeckungen der letzten Jahre, was die Behandlung von Wunden und entzündlichen Hauterkrankungen angeht. Ihre Wirkungsprinzipien und auch die Löslichkeit ihrer Wirkstoffe unterscheiden sich allerdings voneinander. Bei Hamamelis beruhen die blutungsstillenden Eigenschaften vor allem auf Gerbstoffen, die in der Ringelblume nur in geringem Umfang enthalten sind. Insofern ergänzen sich beide Pflanzen wirksam.

Innerlich hilft eine Kombination aus Ringelblumenblüten und Hamamelisrinde vorzüglich bei Durchfall und Entzündungen des Darms. *Zubereitung und Anwendung:* Je 1 Teelöffel Hamamelisblätter und Ringelblumenblüten mit 1 großen Tasse (200 bis 250 Milliliter) kochendem Wasser überbrühen und 10 bis 12 Minuten lang zugedeckt ziehen lassen, danach abseihen. Trinken Sie davon bei Durchfall 2 bis 3 Tassen pro Tag. Äußerlich eignet sich der Tee für Umschläge bei hartnäckigen Entzündungen der Haut sowie schlecht heilenden Wunden.

Arnika und Ringelblume bei Verletzungen

Die beiden Korbblütler Arnika und Ringelblume werden vor allem in der Homöopathie gerne kombiniert, um Wunden und Verletzungen zu behandeln. Dazu existieren mehrere Kombinationsmöglichkeiten:
▶ Beide Heilpflanzen werden als Urtinkturen miteinander vermischt und kommen dadurch bei der Behandlung gleichzeitig zum Einsatz. Dementsprechende Präparate erhalten Sie beim Apotheker.

Bei der Zaubernuss werden die Blätter und die Rinde zu therapeutischen Zwecken eingesetzt. In der Rinde dominiert vor allem der Gerbstoffanteil. Wer also den blutungsstillenden Effekt im Vordergrund haben will, sollte Hamamelisrinde (Cortex Hamamelides) verwenden.

▶ Calendula wird äußerlich in Form von homöopathischer Ringel-blumensalbe (»Calendumed DHU«) aufgetragen, während Arnika in-nerlich in Form von Tropfen (Dilution), Tabletten oder Kügelchen (Globuli) zum Einsatz kommt.

Anwendung: Bestreichen Sie die verletzte Stelle 3-mal täglich mit Ringelblumencreme, schlucken Sie dazu jeweils 5 bis 10 Tropfen oder 1 bis 2 Tabletten oder 10 bis 20 Kügelchen Arnica D6. Diese Behand-lung eignet sich vor allem für stumpfe Sportverletzungen wie Prellun-gen, Verstauchungen und Muskelzerrungen.

Vorsicht: Bei innerlicher Anwendung ist genauestens auf die Dosie-rung zu achten, zu große Mengen sind giftig!

▶ Arnika und Ringelblume kommen hintereinander äußerlich zum Einsatz, da Arnika seine Stärken in der ersten Hilfe hat, während Rin-gelblume vor allem den weiteren Heilungsprozess der Verletzung beschleunigt.

Anwendung: Unmittelbar nach Verletzungseintritt bestreichen Sie die betroffene Stelle mit Arnica extern DHU, zwei Tage später mit Ca-lendumed DHU bis zur kompletten Heilung.

Arnika ist ein altbe-währtes Wundheilkraut. Die Blume blüht auf Bergwiesen und steht unter Naturschutz. Im Unterschied zu Calendula kann es bei ihr jedoch gelegentlich zu Haut-reizungen kommen.

Kamille und Ringelblume bei Schleimhautentzündungen

Kamille (Matricaria Chamomilla) ist ein Heilmittel mit uralter Tradi-tion und mannigfaltigen Einsatzmöglichkeiten. Ähnlich wie bei der Ringelblume brillieren bei ihr die entzündungshemmenden und ent-krampfenden Eigenschaften ihrer ätherischen Öle.

Die Kombination von Kamille und Ringelblume gilt als Mittel der ersten Wahl bei Entzündungen aller Art, vor allem bei Entzündungen von Haut und Schleimhäuten sowie bei Menstruationsbeschwerden und Erkrankungen von Magen und Darm, die von Krämpfen beglei-tet werden.

Ganz besonders bewährt hat sich eine Mischung aus gleichen Teilen Ringelblumen- und Kamillentinktur bei der Behandlung von Entzün-dungen im Mundraum (Zahnfleischentzündungen, Rachenschleim-hautentzündungen und Aphthen).

In der esoterischen Medizin gelten Ringel-blume und Kamille als Kräuter, die in besonders engem Zusammenhang mit der Sonne stehen. Aus diesem Grund wird hier die Kombination beider Heilpflanzen empfohlen.

Zubereitung und Anwendung: Beide Tinkturen werden nach dem Rezept für Ringelblumentinktur (siehe Seite 29) zubereitet. Die Tinktur muss mit 3 bis 4 Teilen Wasser verrührt und mehrmals täglich für mindestens 3 Minuten im Mundraum hin- und herbewegt werden. Als Gurgellösung hilft sie bei Heiserkeit und Halsentzündungen. Bei Unterleibs- und Menstruationskrämpfen nimmt man 3-mal täglich 10 bis 15 Tropfen der Mischung ein. Altbewährte Rezepte bei Entzündungen im Mundraum sind Mischungen aus Arnika- bzw. Salbei-, Kamillen- und Ringelblumentinktur.

Beim Magentee können Sie ersatzweise für Pfefferminze auch Süßholzwurzeln (Liquiritiae radix) verwenden. Dieser Tee eignet sich dann auch zur Behandlung von chronischen Magenerkrankungen.

Teemischung bei Magenerkrankungen

Ein bewährter Tee bei gereiztem Magen, er wirkt krampflösend.
Zubereitung und Anwendung: 30 Gramm Kamillenblüten (Flores Chamomillae), 25 Gramm Pfefferminzblätter (Menthae piperitae folium), 20 Gramm Schafgarbenkraut (Millefolii herba) und 10 Gramm Ringelblumenblüten miteinander vermischen. 1 Esslöffel der Mischung mit 1 großen Tasse (200 bis 250 Milliliter) kochendem Wasser überbrühen, zugedeckt 10 bis 12 Minuten lang ziehen lassen und abseihen. Trinken Sie davon jeweils 1 Tasse zu den Mahlzeiten.

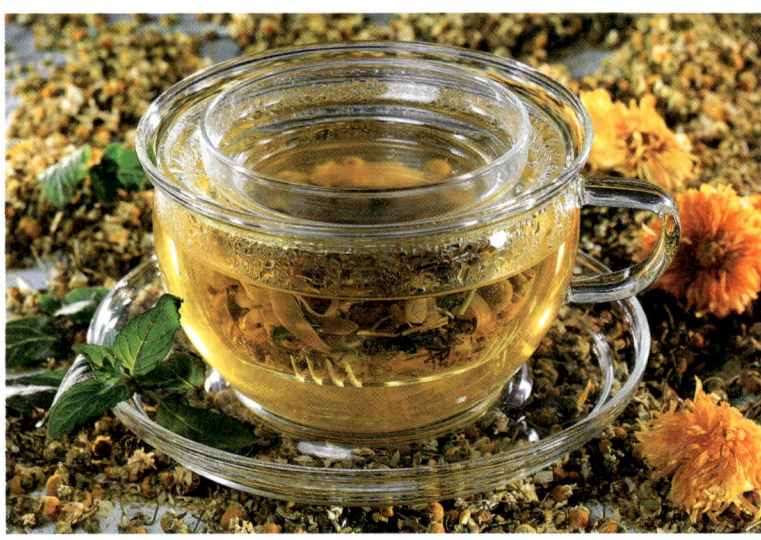

Teeaufgüsse mit Ringelblume sollten generell zugedeckt ziehen, da sich sonst die wertvollen ätherischen Öle verflüchtigen.

Teemischung gegen Blähungen und Gallenblasenbeschwerden

Dieser Tee setzt auf die Ringelblume in ihrer Eigenschaft als Heilkraut für Leber und Gallenblase. Er hilft auch gegen Völlegefühl, Blähungen und Verdauungsträgheit.

Zubereitung und Anwendung: 30 Gramm Pfefferminzblätter (Menthae piperitae folium), 20 Gramm Erdrauchkraut (Fumariae herba), je 10 Gramm Schafgarbenkraut (Millefolii herba), Kümmelfrüchte (Carvi fructus) und Ringelblumenblüten vermischen. 1 Esslöffel der Mischung mit 1 großen Tasse (200 bis 250 Milliliter) kochendem Wasser überbrühen, 12 bis 15 Minuten lang zugedeckt ziehen lassen und abseihen. Trinken Sie davon 1 oder 2 Tassen zu Mahlzeiten, die einen hohen Anteil an tierischen Fetten haben (z. B. Braten mit Saucen, Schweinekoteletts, Pizzen, Dauerwurstwaren, Leber und Leberwurst) oder stark blähungstreibend sind (z. B. Rosenkohl, Hülsenfrüchte, Rote Bete, Schwarzwurzeln, Sellerie und Zwiebeln). So können Sie auch eine üppige Sonntagsmahlzeit ohne Beschwerden überstehen.

Sitzbäder bei Hämorrhoidialbeschwerden

Bei der Behandlung von Hämorrhoidalleiden kann es sinnvoll sein, die entzündungshemmenden Eigenschaften der Ringelblume durch zusammenziehende und blutungsstillende Gerbstoffe aus Eichenrinde und Malvenblättern zu ergänzen.

Zubereitung und Anwendung: Mischen Sie 200 Gramm Eichenrinde (Quercus cortex) und 50 Gramm Malvenblätter (Malvae folium) mit 30 Gramm Ringelblumenblüten. 1 Hand voll davon mit 1 Liter kochendem Wasser überbrühen, 10 Minuten lang zugedeckt ziehen lassen, abseihen. Dann den Rückstand des Tees mit 1/2 Liter Wasser aufkochen und wiederum abseihen.

Schließlich beide Wasserextrakte miteinander in eine Wanne gießen und für 10 bis 15 Minuten ein Sitzbad darin nehmen. Das Badewasser sollte nur lauwarm sein, um die Durchblutung des hämorrhoidalen Geflechts nicht noch zu verstärken.

Kümmel wird seit Urzeiten schwer verdaulichen Speisen als vorbeugendes Mittel gegen Blähungen und Völlegefühl beigegeben. Wirksam ist in erster Linie das ätherische Öl mit dem darin enthaltenen Carvon.

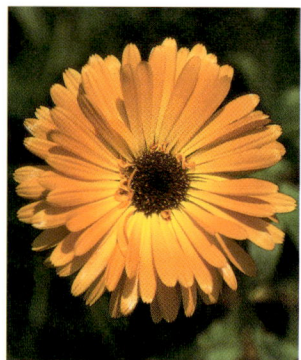

Das Wirkspektrum der Calendula ist ausgesprochen groß.

Mit Ringelblumen heilen von A bis Z

Afterjucken

Symptome

Chronisches Hautjucken im Bereich des Afters, das sich vor allem unter Wärmeeinwirkung verstärkt.

So hilft die Ringelblume

Zu den Hauptursachen des Afterjuckens zählen neben feuchter Haut und Wurmerkrankungen (vor allem bei Kindern) allergische Reaktionen (beispielsweise auf Kleidungsstücke und Waschmittel), Hämorrhoiden und Hautpilz (sehr häufig). Die Ringelblume stabilisiert das Immunsystem, sie hemmt Entzündungen und das Wachstum zahlreicher krankheitsauslösender Pilze. Besonders effektiv ist eine Kombination mit einer gerbstoffreichen, hautzusammenziehenden Heilpflanze wie etwa der Eichenrinde.

Anwendung: Mischen Sie 200 Gramm Eichenrinde (Quercus cortex) und 50 Gramm Malvenblätter (Malvae folium) mit 30 Gramm Ringelblumenblüten. 1 Hand voll davon mit 1 Liter kochendem Wasser überbrühen, 10 Minuten lang zugedeckt ziehen lassen, abseihen. Den Rückstand des Tees mit 1/2 Liter Wasser aufkochen und wiederum abseihen. Schließlich beide Wasserextrakte miteinander in eine Wanne gießen und für 10 bis 15 Minuten ein Sitzbad darin nehmen.

Wenn die Calendulaanwendung bei Afterjucken nicht binnen zwei Tagen eine deutliche Linderung bringt, sollte der Arzt für eine nähere Diagnose aufgesucht werden.

Zusätzliche Maßnahmen

▶ Benutzen Sie weiches, unbedrucktes Toilettenpapier.

▶ Kalte Waschungen nach dem Stuhlgang hemmen den Juckreiz und schließen die beschädigten Blutgefäße. Außerdem werden viele Keime fortgespült. Geben Sie dem Wasser noch etwas Ringelblumentinktur bei. Danach gut abtrocknen.

Akne

Symptome

Zunächst bilden sich Mitesser mit schwarzem Punkt, die sich dann entzünden und zu großen, eitergefüllten Pickeln werden. Betroffen sind vor allem die Hautpartien an Gesicht, Brust und Rücken.

So hilft die Ringelblume

Die Hauptursache der gewöhnlichen Akne sind Verhornungen der Talgdrüsengänge. Der Talg kann nicht mehr abfließen, die Gänge verstopfen und entzünden sich, außerdem können sich in ihnen zahlreiche Krankheitskeime ansiedeln. Calendula hilft hier als so genanntes Emolliens, d.h. dadurch, dass sie die Haut weich macht, von Verhornungen befreit und beruhigt. Darüber hinaus wirkt sie entzündungshemmend und antibiotisch auf Krankheitserreger, die sich bei Akne in den Talgdrüsengängen festsetzen.

Anwendung: Am besten geeignet zur Behandlung von Akne ist Ringelblumentinktur, da sie keine Fette enthält, die möglicherweise die Verstopfung der Talgdrüsen weiter fördern könnten. Die Tinktur sollte mit Wasser im Verhältnis 1:3 verdünnt und dann 3- bis 4-mal täglich mit einem Wattebausch auf den betroffenen Stellen verteilt werden. Wenn Sie genügend Zeit haben, empfiehlt sich das Anlegen eines mit Ringelblumentinktur getränkten Leinen- oder Mulltuchumschlags (etwa 2 Minuten lang auflegen).

Sonstige Maßnahmen

▶ Sorgfältige Hygiene dient der Schadensbegrenzung. Wechseln Sie öfter Waschlappen und Handtücher.

▶ »Reife« Pickel nur vorsichtig mit einem Kosmetiktuch ausdrücken, anschließend gut desinfizieren. Pickel im Schläfen-, Nasen- oder Halsbereich dürfen nie ausgedrückt werden, da es hierbei zu gefährlichen Keimausstreuungen ins Körperinnere kommen kann. Zur anschließenden Desinfektion eignet sich auch Ringelblumentinktur.

▶ Besser: Lassen Sie ab und zu bei einer gut ausgebildeten Kosmetikerin Pickel und Mitesser sachgerecht entfernen.

Süßigkeiten und andere zuckerreiche Speisen spielen bei Akne keine große Rolle. Wichtiger sind die genetischen Voraussetzungen. Die Wahrscheinlichkeit, dass ein Jugendlicher an Akne erkrankt, wenn beide Eltern eine Akne durchgemacht haben, liegt bei 50 Prozent.

Aphthen

Symptome

Es finden sich weiße Flecken auf der Mundschleimhaut, die von einem roten, entzündeten Rand umgeben sind. Sie können beim Essen und Trinken starke Schmerzen verursachen und befinden sich vor allem an Wange, Zunge und Gaumen.

So hilft die Ringelblume

Calendula zählt zu den Heilpflanzen mit ausgesprochen starken entzündungs- und schmerzhemmenden Wirkungen auf die Schleimhäute. Darüber hinaus fördert sie die Wundheilung.

Anwendung: Bereiten Sie sich eine Mundspülung aus 1 Teil Ringelblumentinktur und 3 Teilen Wasser. Spülen Sie den Mund mit dieser Lösung mehrmals am Tag für mindestens 3 Minuten. Besonders stark schmerzende Stellen werden mit einem Wattebausch betupft, der in die Lösung getaucht wurde.

Die Mundschleimhaut ist eng verbunden mit unserer Psyche. Als erwiesen gilt, dass ständiger Stress, gepaart mit Ängsten und Aggressionen, die Mundschleimhaut trockener und dadurch anfälliger für Infektionen und Entzündungen macht.

Zusätzliche Maßnahmen

▶ Gut helfen auch Beinwellspülungen. Beinwellwurzeln enthalten Cholin für die Regeneration der Mundschleimhaut und wundheilende Alkaloide. Dadurch eignen sie sich nahezu ideal zur Heilung von hartnäckigen Aphthen. Beinwellwurzeltee ist allerdings sehr schleimig und schmeckt außerdem ausgesprochen schlecht – er sollte daher wirklich nur zum Einsatz kommen, wenn Calendula nicht gewirkt hat.

▶ Bereiten Sie sich täglich 2 Tassen mit Beinwelltee. Verwenden Sie ihn 2-mal täglich zum Spülen, und pressen Sie ihn durch die geschlossenen Zähne hinaus. Die Anwendung sollte 5 Minuten dauern.

Augenlidrandentzündung

Symptome

Die Lidränder sind entzündet und gerötet, zwischen den Wimpern zeigen sich Schuppen. In schwereren Fällen kommt es zu Wimpernausfall und eitriger Krustenbildung.

So hilft die Ringelblume

In Osteuropa gehört die Ringelblume zu den Standardtherapien bei diesen Beschwerden. In einer klinischen Studie wurden 300 Patienten mit Ringelblumentinktur behandelt; bei 90 Prozent konnte die Krankheit vollständig geheilt werden. Die Wirkung beruht darauf, dass Calendula die Vermehrung von Bakterien sowie Entzündungen hemmt und die Immunabwehr stimuliert.

Anwendung: Nehmen Sie 3-mal täglich 15 Tropfen Ringelblumentinktur ein, unverdünnt mit einem Teelöffel oder verdünnt in einem Getränk. Darüber hinaus bedecken Sie die geschlossenen Augen 1- bis 2-mal täglich mit einem Umschlag aus warmem Ringelblumentee.

Zusätzliche Maßnahmen

▶ Schonen Sie Ihre Augen. Versuchen Sie vor allem, weniger am Bildschirm oder vor dem Fernseher zu sitzen.

▶ Vermeiden Sie trockene, staubige Luft und Tabakrauch.

Wenn die Ringelblumenbehandlung bei der Lidrandentzündung nicht binnen einer Woche anschlägt, sollten Sie den Arzt aufsuchen. Er muss dann eventuell Antibiotika bzw. Kortisonpräparate verschreiben.

Bartflechte

Symptome

Der Bartflechtenpilz befällt überwiegend die Koteletten, Bartstoppeln und Haaransätze im Gesicht, kann sich aber auch an anderen Stellen in Form von ringförmigen Entzündungsherden breit machen. Bei starkem Befall bildet er Knötchen in den tieferen Hautschichten.

So hilft die Ringelblume

Calendula besitzt ein leistungsfähiges Profil an fungiziden – also pilzabtötenden – Wirkstoffen, darüber hinaus wirkt sie entzündungshemmend. Um tiefere Hautschichten zu erreichen, muss man Salben mit Fettstoffen verwenden, die unseren Hautfetten ähnlich sind. Dazu zählen Schweineschmalz, Speck und Kakaobutter, weniger geeignet ist Vaseline. Rezepte dazu finden Sie auf Seite 31.

Anwendung: Verstreichen Sie die Salbe 3-mal pro Tag weitflächig auf den betroffenen Stellen. Achten Sie auf sorgfältige Hygiene und vorsichtige Rasur.

Hygiene ist bei der Bartflechte besonders wichtig. Das betroffene Familienmitglied sollte andere Handtücher und Waschlappen benutzen als der Rest der Familie, die Wäsche sollte gekocht werden.

Erste Hilfe bei Blutergüssen

▶ Lang andauerndes Kühlen lindert Schmerzen und schließt die verletzten Blutgefäße.

▶ Prellungen an Knochen oder Gelenken mindestens 30 Minuten, Verletzungen im Muskelbereich 45 Minuten lang kühlen.

▶ Zur Kühlung verwendet man Eiswürfel, die in ein dickes Handtuch eingerollt wurden.

▶ Ist kein Eis vorhanden, sollte der betroffene Körperteil wenigstens für 15 Minuten unter kaltes Wasser gehalten werden.

Zusätzliche Maßnahmen

▶ Verzichten Sie auf Nassrasur, denn wie alle Pilze liebt auch die Bartflechte Feuchtigkeit. Ausnahme: Problematische glatte Haare am Hals erwischen Sie am besten mit dem Nassrasierer.

▶ Wechseln Sie täglich das Gesichtshandtuch.

Blutergüsse

Symptome

Kommt es im Anschluss an Prellungen im Kopfbereich zu Schwindelanfällen, Übelkeit oder Erbrechen, muss der Verletzte umgehend ins Krankenhaus gebracht werden!

Bläuliche Verfärbung der Haut, meistens verbunden mit einer Schwellung. Blaue Flecken können – vor allem unter Druckeinwirkung – sehr schmerzempfindlich sein.

So hilft die Ringelblume

Nach der sofortigen Kühlung hat sich bei Blutergüssen vor allem eine Behandlung mit homöopathischen Ringelblumencremes oder -salben bewährt (entsprechende Produkte siehe Seite 23f.). Verteilen Sie die Cremes mehrmals täglich behutsam auf der verletzten Stelle.

Brandwunden

Symptome

▶ Verbrennungen ersten Grades: Die Haut ist rot und entzündet. Die meisten Sonnenbrände gehören dazu.

▶ Verbrennungen zweiten Grades: Sie sind sehr schmerzhaft. Die Haut nässt, und es zeigen sich Brandblasen.

▶ Verbrennungen dritten Grades: Die Haut ist weiß, berührungsempfindlich oder tief verschorft; die Schmerzen sind oft gering, da zahlreiche Nervenenden zerstört wurden. Das Gewebe ist bis in die Unterhaut beschädigt. Verbrennungen dritten Grades gehören in jedem Fall umgehend ins Krankenhaus!

So hilft die Ringelblume

Medizinisch gesehen sind Verbrennungen Entzündungen, die aufgrund von Hitze hervorgerufen werden. Verbrennungen zweiten und dritten Grades stellen ein großes Infektionsrisiko dar. Die Ringelblume wirkt entzündungshemmend und antiseptisch bei Verbrennungen ersten und zweiten Grades.

Anwendung: Am besten geeignet sind Ringelblumensalben sowie im Verhältnis 1:10 verdünnte Ringelblumentinktur. Sie können bei Verbrennungen ersten Grades sofort, bei Verbrennungen zweiten Grades etwa 24 Stunden nach Verletzungseintritt zum Einsatz kommen. Beide werden mehrmals täglich behutsam auf den betroffenen Stellen verteilt oder in Form eines Umschlags aus Mull oder Leinen vorsichtig aufgebracht.

Die bei Verbrennungen zweiten Grades entstehenden Blasen sind so etwas wie ein »Löschkissen« für die geschädigte und gereizte Haut. Sie sollten nicht geöffnet werden. Warten Sie, bis sie von selbst austrocknen!

Erste Hilfe bei Brandwunden

▶ Den verbrannten oder verbrühten Körperteil sofort unter fließendem Wasser kühlen. Dabei werden auch Keime ausgespült.

▶ Nach etwa 3 bis 4 Minuten umwickeln Sie die betroffenen Stellen für 15 bis 30 Minuten mit einem Leinenlappen, der mit kaltem Wasser oder mit abgekühltem, sehr sorgfältig abgeseihtem Ringelblumentee getränkt wurde.

▶ Die Kleidung nur dann entfernen, wenn sie nicht mit der Brandwunde verklebt ist!

▶ Verbrennungen zweiten Grades nur selbst behandeln, sofern sie bei Erwachsenen weniger als eine Handfläche und bei Kindern weniger als fünfmarkstückgroß sind. Anderenfalls gehören sie wegen des großen Infektionsrisikos unbedingt in ärztliche Therapie!

Erste Warnzeichen für Mastitis sind oft eine gerötete Stelle auf der Brust und bei stillenden Müttern ein Milchstau. Bei Fieber sollte man den Arzt aufsuchen.

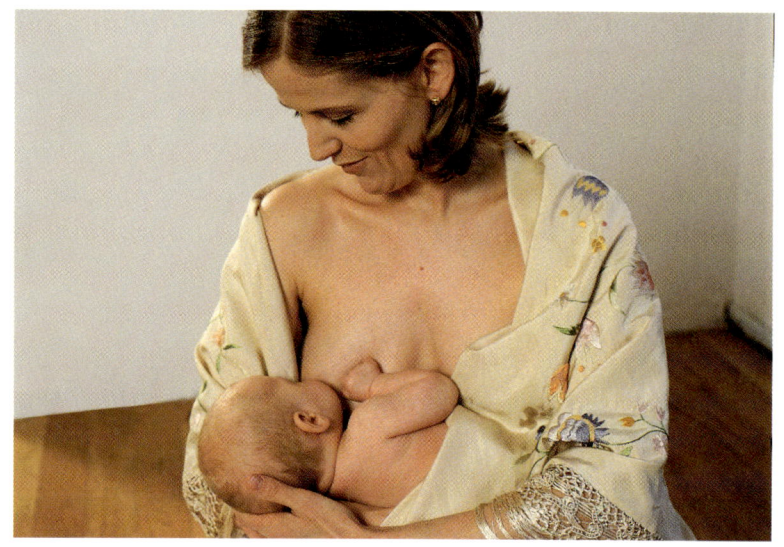

Brustdrüsenentzündung (Mastitis)

Symptome

Behandeln Sie Brustdrüsenentzündungen so früh wie möglich! Sollte Ihre Ringelblumenbehandlung nach vier Tagen keinen Erfolg haben, sollten Sie einen Arzt aufsuchen.

Die Brust ist im Bereich der Brustwarze gerötet, geschwollen und erhitzt. Die Brustwarze schmerzt und ist berührungsempfindlich. In schweren Fällen kann die Körpertemperatur erhöht sein, mitunter sind auch die Lymphknoten in den Achselhöhlen geschwollen.

So hilft die Ringelblume

Die Entzündung der Brustdrüse entsteht vor allem in der Stillzeit, meistens durch Überbeanspruchung oder mangelnde Hygiene. Aufgrund ihrer entzündungshemmenden und keimabtötenden Wirkungen leistet die Ringelblume wertvolle Hilfe. Außerdem beruhigt sie als Emolliens die Haut an der Brustwarze und macht sie geschmeidiger. Deshalb sollte man sie in der Stillzeit vorbeugend einsetzen.

Anwendung: Am besten helfen Ringelblumensalben. Bei Brustdrüsenentzündungen können auch Produkte auf Vaselinebasis sinnvoll sein, da sie die Haut geschmeidiger machen. Tragen Sie die Salbe jeweils nach dem Stillen auf.

Zusätzliche Maßnahmen

▶ Die Brust muss möglichst vollständig entleert werden, um das Gewebe zu entlasten und Krankheitserreger aus den Drüsengängen auszuspülen. Eventuell sollte man die Milch abpumpen.

▶ Ergänzend zur Ringelblumentherapie empfiehlt sich die Einnahme von »Echinacea Pentarkan S«. Das homöopathische Produkt enthält neben den Abwehrstärkern Echinacea und Thuja das spezielle Drüsenheilmittel Phytolacca. Dosierung: 3-mal täglich 15 Tropfen. Das Mittel sollte frühzeitig beim Ausbruch der Erkrankung zum Einsatz kommen.

▶ Sehr bewährt haben sich auch Brustwickel aus Magerquark, die kühlend wirken und die Entzündung lindern.

Candidaerkrankungen

Symptome

Infektionen mit Candidapilzen können zahlreiche Symptome zeigen. Der aktivste Krankheitserreger ist Candida albicans, der oft in feuchten Körperräumen wie Achselhöhlen, Mund, Vagina und Darm sitzt, ohne dort für Schaden zu sorgen. Bei geschwächtem Immunsystem kann er jedoch zu schweren Erkrankungen wie Soor (weiße Flecken auf Mund- und Rachenschleimhaut sowie Risse in den Mundwinkeln), Vaginalmykosen (Rötungen, Schwellungen und Juckreiz der Scheidenschleimhaut), schweren Hautentzündungen, Darmgeschwüren, blutigem Durchfall und Fieber führen.

So hilft die Ringelblume

Die Ringelblume attackiert die Candidapilze auf mehrere Weisen: Sie stärkt das Immunsystem und unterstützt dadurch den körpereigenen Kampf gegen die unerwünschten Eindringlinge. Ihre ätherischen Öle wirken auf die meisten Candidaerreger antibiotisch, auch von ihren Saponinen gehen fungizide Wirkungen aus. Karotinoide verbessern die Widerstandsfähigkeit der Schleimhäute. Die Ringelblume wirkt entzündungshemmend und hilft daher bei den für Candidaerkrankungen typischen Entzündungserscheinungen.

Die Ringelblume greift Pilze mit einer kombinierten Strategie an, ohne dabei ein Nebenwirkungsrisiko zu besitzen. Ihr Einsatz ist daher bei Candida in jedem Fall einen Versuch wert.

Anwendung: Candidaerkrankungen nehmen ihren Ursprung oft im Darm und anderen feuchten Körperräumen, so dass die Therapie mit Ringelblumen am besten innerlich und äußerlich erfolgt. Nehmen Sie 3-mal täglich 15 Tropfen Ringelblumentinktur ein, entweder unverdünnt mit einem Teelöffel oder verdünnt in einem Getränk. Wenn der Pilz die Haut befallen hat, bestreichen Sie die betroffenen Stellen mit Ringelblumensalbe. Bei Mundsoor verdünnen Sie Ringelblumentinktur mit Wasser im Verhältnis 1:3, um damit 3-mal täglich für jeweils 3 Minuten den Mund zu spülen und zu gurgeln. Außerdem sollten Sie Ihre Zahnbürste immer mal wieder in verdünnte Ringelblumentinktur legen, um die Wiederinfektion mit Candida beim Zähneputzen zu vermeiden.

Zusätzliche Maßnahmen

▶ Reinigen Sie Ihre Wäsche bei möglichst hohen Temperaturen.
▶ Trinken Sie täglich mindestens 3 Liter Flüssigkeit, um die Stoffwechselprodukte von Candida auszuspülen.
▶ Essen Sie täglich mindestens 1 Glas Joghurt oder Kefir, um die Darmflora aufzubauen und dadurch die Lebensbedingungen für die Candidapilze zu erschweren.
▶ Stärken Sie Ihr Immunsystem: viel Bewegung, viel Obst und Gemüse, keine Zigaretten, keine Süßigkeiten!
▶ In schweren Fällen kann eine Antipilzdiät sinnvoll sein, wobei besonders hoch konzentrierte Kohlenhydrate wie Zucker, Honig, Süßigkeiten, Weißmehl und weißer Reis gemieden werden sollten.

Darmentzündung

Symptome

Eine Darmentzündung zeigt sich durch Durchfall, Blähungen, oft auch durch Verfärbung des Stuhls und krampfartige Bauchschmerzen. *Achtung:* Zeigen sich außerdem Fröstelgefühl und eine starke Muskelanspannung im rechten Unterbauch, besteht Verdacht auf eine Blinddarmentzündung. In diesem Fall muss der Patient sofort ins Krankenhaus eingeliefert werden!

Bei Darmentzündungen müssen Sie zum Arzt:
▶ **Wenn Ihr Stuhl dunkle Blutspuren zeigt**
▶ **Wenn die kolikartigen Bauchschmerzen immer länger dauern**
▶ **Wenn Sie sich heftig erbrechen müssen**
▶ **Wenn Ihre Darmbeschwerden mit Kreislaufschwäche verknüpft sind**

So hilft die Ringelblume

Die Ringelblume hemmt Entzündungen und die Vermehrung von bestimmten Bakterien, die an einer Darmentzündung beteiligt sein können. Seine Karotinoide bilden die Vorstufe von Vitamin A, das als einer der wichtigsten Biostoffe für die Darmschleimhaut gilt.

Anwendung: Sehr wirksam ist eine Mischung aus Ringelblumentee und Lakritze, denn diese wird aus Süßholzwurzel (Glycyrrhiza glabra) hergestellt, die in der Volksmedizin schon lange bei Durchfall und anderen Darmbeschwerden eingesetzt wird. Lösen Sie 20 Gramm Lakritze in dem noch heißen Tee. Schmeckt gut und hilft! Bereiten Sie sich diesen Tee jedoch nicht öfter als 2-mal pro Tag.

Zusätzliche Maßnahmen

▶ Meiden Sie fettreiche Speisen, essen Sie am besten nur etwas Zwieback und ungeschälte Apfelstücke, trinken Sie dafür umso mehr!

▶ Gegen akute Beschwerden hilft die rosendorffsche Bauchmassage. Sie durchblutet die Verdauungsorgane und entspannt: Legen Sie sich auf den Rücken, und streichen Sie mit der flachen Hand in langsamen Kreisen im Uhrzeigersinn weich über den ganzen Bauch, von außen nach innen, wie eine Spirale, wobei der Nabel das Zentrum bildet. Danach wieder von innen zurück nach außen. Führen Sie dann langsam die Hand gerade vom Brustbein aus nach unten über den Bauch, und stellen Sie sich vor, wie die Wärme aus der Hand in Ihren Bauchraum vordringt. Die beiden Übungen sollten 5 bis 10 Minuten dauern. Die Wirkung ist intensiver, wenn Sie eine Mischung aus Johanniskraut- und Ringelblumenöl in Ihre Hände geben.

Ein Arztbesuch ist auch notwendig, wenn die Ringelblumen-Lakritze-Kur binnen einer Woche keine deutliche Linderung der Beschwerden bringt.

Ekzeme, trockene

Symptome

Trockene Ekzeme sind besonders häufig bei chronischen Hautentzündungen. Die Haut ist stark gerötet und gereizt, sie neigt zu so genannten Rhagaden (Schrunden, spaltenförmigen Einrissen) oder schuppt sich. Anders als bei nassen Ekzemen bleibt der Juckreiz in der Regel erträglich.

Trockene Ekzeme werden häufig auch durch Tierhaare verursacht. Allergieauslöser Nummer eins sind dabei Katzenhaare.

So hilft die Ringelblume

Die Behandlung von trockenen Ekzemen gehört zu den besonderen Stärken von Calendula. Sie hemmt die Entzündung und sorgt als Emolliens dafür, dass die Haut weicher und geschmeidiger wird. Die typischen Ekzemschrunden verschwinden nach wenigen Tagen.

Anwendung: Die Ringelblumentherapie erfolgt bei trockenen Ekzemen am besten in Form von Salben. Die betreffenden Produkte sollten keine zusätzlichen Duft- oder Farbstoffe enthalten. Fragen Sie Ihren Apotheker nach ausdrücklich für medizinische Zwecke vorgesehenen Salben. Sie sollten mehrmals täglich auf den betroffenen Stellen verteilt werden.

Zusätzliche Maßnahmen

Sollten die Ekzeme stark jucken, empfiehlt sich die Einnahme des homöopathischen Mittels Urtika ureus D3. Dosierung: während der Juckschübe jeweils 3 Globuli (Kügelchen) alle 15 Minuten.

Frostbeulen

Symptome

Frostbeulen tragen eigentlich einen falschen Namen. Denn am häufigsten entstehen sie bei nasskaltem Wetter mit Temperaturen von 1 bis 4 °C. Besonders gefährdet sind Frauen; etwa jede dritte Frau erleidet im Winter mindestens einmal Frostbeulen, weil sie sich nicht witterungsgerecht gekleidet hat.

Frostbeulen zeigen sich als rötliche oder bläuliche Hautverfärbung, die schließlich teigig anschwillt und sich zu einem schmerzhaften Knoten auswachsen kann.

So hilft die Ringelblume

Frostbeulen entstehen durch den Versuch des Körpers, sich vor Kälte zu schützen. Wenn es kalt wird, drosselt er an besonders exponierten Stellen (Füße, Hände, Nase) die Hautdurchblutung, um seine Temperatur besser halten zu können. Längerfristige Blutdrosselung bewirkt Sauerstoffmangel im Gewebe, der zu Frostbeulen bis hin zu akuten Erfrierungen mit Gewebeuntergängen führt.

Die Ringelblume verbessert die Durchblutung und dadurch die Sauerstoffversorgung im betroffenen Hautgewebe. Als Wundheilmittel hilft sie, abgestorbene Gewebeteile abzustoßen – deshalb hilft sie auch bei schweren Frostbeulen mit Gewebeuntergängen.

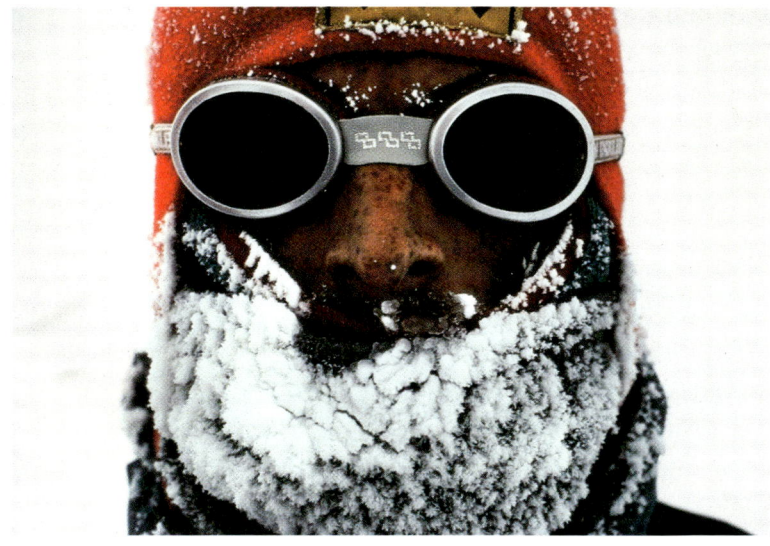

Anwendung: Am besten hilft Ringelblumensalbe. Sie sollte mehrmals täglich aufgetragen werden; über Nacht empfiehlt sich das Anlegen eines Salbenverbands.

Zusätzliche Maßnahmen

▶ Warmkalte Wechselbäder sind eine gute Prophylaxe bei Frostbeulenempfindlichkeit, weil sie die Durchblutung fördern. Dazu baden oder duschen Sie Arme und Beine für 3 Minuten mit warmem (etwa 38 °C), dann für 20 Sekunden mit kaltem Wasser (etwa 15 °C).

▶ Bei schweren Frostbeulen empfiehlt sich im Akutstadium das homöopathische Mittel Abrotanum Pentarkan. Dosierung: 3-mal täglich jeweils 15 Tropfen.

Furunkel

Symptome

Furunkel sind Entzündungen des Haarbalgs und zeigen sich als haselnuss- bis pflaumengroße Knoten in der Haut. Sie liegen recht tief im Gewebe, nur ihr Eiterpfropf gelangt nach einer Zeit an die Oberfläche.

Mit Furunkeln in der Gesichtsregion müssen Sie unbedingt den Arzt aufsuchen, quetschen Sie keinesfalls an ihnen herum! Denn zwischen dem Venensystem dieser Hautbezirke und den Blutadern im Schädelinneren bestehen direkte Verbindungen, durch die sich die Entzündungen umgehend auf das Gehirn verlagern können.

So hilft die Ringelblume

Bei Furunkeln gelangen Bakterien über feine Haarkanäle nach unten zum Haarbalg, sie dringen also auch in tiefere Hautschichten vor. Die Ringelblume wirkt antibiotisch auf die meisten der für Furunkel typischen Bakterien – Voraussetzung ist allerdings, dass sie mit hautfettähnlichen Salben aufgetragen wird, um auch in tiefere Hautschichten gelangen zu können. Außerdem wirkt die Ringelblume entzündungshemmend und schmerzlindernd. Wenn der Heilungsprozess gute Fortschritte macht, wird der Furunkel »reif«. Er verliert dann deutlich an Spannung, nur in der Mitte zeigt sich noch ein heller Eiterkopf, der schließlich problemlos (nachdem man ihn mit einer desinfizierten Nadel angestochen hat) ausgedrückt werden kann.

Anwendung: Am besten helfen Ringelblumensalben auf Schweineschmalzbasis, da sie optimal in die tieferen Hautschichten eindringen. Verteilen Sie sie 3- bis 4-mal täglich auf der betroffenen Hautstelle.

Zusätzliche Maßnahmen

Zur innerlichen Unterstützung der Ringelblumenbehandlung eignen sich folgende homöopathische Produkte:

▶ Mysterica sebifera (Tropfen) D2 beschleunigt die »Reifung« der Geschwüre. Dosierung: 3-mal täglich 5 Tropfen.

▶ Sulfur Pentarkan S hilft bei hartnäckigen, schlecht heilenden Furunkeln. Dosierung: 2-mal täglich 1 Tablette.

▶ Hypericum D6 unterstützt den Heilungsverlauf, nachdem sich der Furunkel geöffnet hat. Dosierung: 3-mal täglich 1 Tablette.

Entzündungen der Gallenblase reagieren in der Regel gut auf pflanzliche Heilmittel. Dennoch sollte bei den beschriebenen Symptomen der Arzt aufgesucht werden, um die Diagnose zu sichern. Er kann bei Bedarf Antibiotika verschreiben.

Gallenblasenentzündung (Cholezystitis)

Symptome

Die Gallenblasenentzündung zeigt sich im akuten Stadium durch Fieber, Schüttelfrost, vorübergehende Gelbsucht, Erbrechen und Schmerzen im rechten Oberbauch. Die chronische Gallenblasenentzündung verläuft meist beschwerdefrei, kann aber im Endstadium zur Schrumpfgallenblase führen. Oft kommt es auch zu Gallensteinen, die äußerst schmerzhafte Gallenkoliken hervorrufen können.

So hilft die Ringelblume

Die Ringelblume wird schon lange als so genanntes Cholagogum eingesetzt, um die Freisetzung und Ausscheidung von Galle aus der Gallenblase zu fördern. In der Erfahrungsmedizin wird immer wieder gerne auf diesen Effekt zurückgegriffen. Wissenschaftliche Studien können das bestätigen. Demnach sorgt die entzündungshemmende Wirkung von Calendula für eine spontane Abnahme der Schmerzen, außerdem verfügt sie über ein Profil von antibiotischen Stoffen, in deren Visier auch der Keim Escherichia coli steht, der zu den typischen Parasiten in kranken Gallenwegen gehört.

Anwendung: Nehmen Sie täglich zu den Mahlzeiten 15 Tropfen Ringelblumentinktur unverdünnt auf einem Teelöffel oder verdünnt in einem Glas Flüssigkeit ein, oder trinken Sie täglich 3 Tassen Ringelblumentee.

Zusätzliche Maßnahmen

▶ Verzichten Sie auf Alkohol.

▶ Nehmen Sie nur wenig tierisches Fett zu sich, essen Sie Ihre Mahlzeiten stets in Ruhe und nicht in Hast!

Grindflechte (Impetigo vulgaris)

Symptome

Der Hautausschlag der Grindflechte zeigt sich im Gesicht und befällt in erster Linie Kinder. Die Krankheit beginnt mit Bläschen und Pusteln, die später mit gelben bis braunen Krusten überzogen sind.

So hilft die Ringelblume

Die Erreger der Grindflechte sind Staphylokokken und Streptokokken, die beide von den ätherischen Ölen der Calendula angegriffen werden. Die Ringelblume hemmt die typischen Entzündungserscheinungen, die schorfige und verkrustete Haut wird aufgeweicht und wieder geschmeidig gemacht.

Anwendung: Impetigo wird am besten mit Ringelblumensalbe behandelt. Verteilen Sie sie mehrmals täglich auf den betroffenen Stellen.

> **Grindflechte ist hochgradig ansteckend. In Schulen und Kindergärten brechen mitunter regelrechte Epidemien aus. Deshalb sollten Sie diese Stellen informieren, wenn Ihr Kind erkrankt ist.**

55

Zusätzliche Maßnahmen

▶ Bei Impetigo werden von Ärzten oft sehr schnell antibiotische Medikamente verschrieben, aus Angst vor möglichen Komplikationen wie etwa einer Nierenentzündung. Derartig schwer wiegende Komplikationen sind jedoch sehr selten, so dass zu Beginn der Krankheit ausschließlich mit Calendula behandelt werden kann.

▶ Die Infektion ist sehr ansteckend und kann auch Erwachsene befallen. Durch Kratzen der betroffenen Stellen kann sie auf andere Körperbereiche übertragen werden. Daher auf Hygiene achten.

Gürtelrose

Symptome

Die Gürtelrose beginnt mit starken brennenden Schmerzen entlang eines Nervenstrangs; betroffen sind vor allem der Oberkörper am Nacken und auf Höhe der unteren Rippen. Die Schmerzen treten in der Regel nur einseitig auf. Einige Tage später kommt es an diesen Stellen zum Bläschenausschlag, den so genannten Zosterbläschen. Sie jucken stark, verkrusten schließlich und sind meistens nach sieben Tagen wieder verschwunden.

Ringelblume reicht keinesfalls zur alleinigen Therapie der Gürtelrose aus. Bei starken Schmerzen muss der Arzt Schmerzmittel und so genannte Virostatika (z. B. Aciclovir) verschreiben.

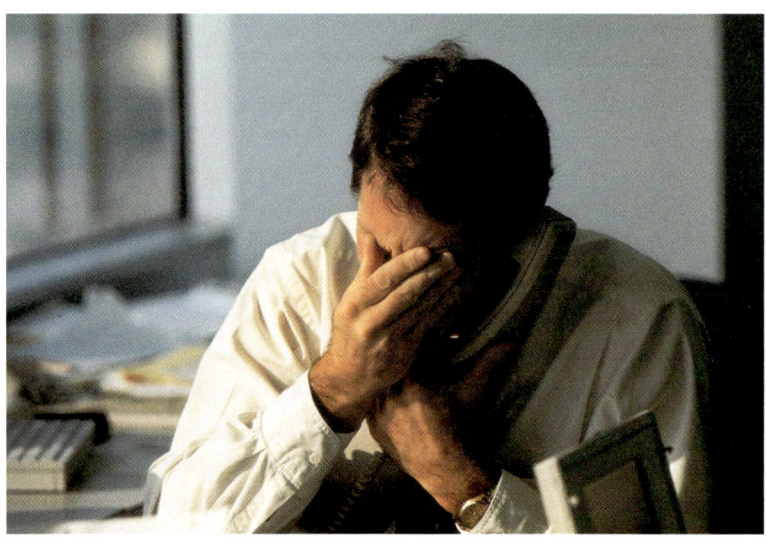

Einer der Hauptauslöser für Gürtelrose ist Stress. Er schwächt das Immunsystem – dann haben Viren ein leichtes Spiel.

Der Ausschlag auf Höhe der unteren Rippen, der sich wie ein Gürtel vom Bauchnabel hinten herum bis zur Wirbelsäule erstreckt, gab der Krankheit ihren Namen. Nach Verschwinden des Ausschlags können die Schmerzen noch viele Wochen lang andauern.

So hilft die Ringelblume

Die Ringelblume lindert äußerlich aufgetragen die Schmerzen und beschleunigt die Heilung der Bläschen und damit auch das Verschwinden des Juckreizes. Ihre virushemmende Kraft dürfte hingegen zu schwach für die Bekämpfung des Gürtelroseerregers sein.

Anwendung: Reiben Sie mehrmals täglich Ringelblumenöl in die betroffenen Stellen ein. Besonders empfehlenswert ist auch eine Mischung von gleichen Teilen Ringelblumen- und Johanniskrautöl.

Zusätzliche Maßnahmen

Bei der Gürtelrose zeigen sich mitunter große Erfolge, wenn sie mit Konstitutionsmitteln aus der Homöopathie behandelt wird. Die Auswahl des richtigen Mittels gehört jedoch unbedingt in die Hände eines erfahrenen Homöopathen!

Hämorrhoidalbeschwerden

Symptome

Bei Hämorrhoiden handelt es sich um ein Gefäßgeflecht im unteren Darmabschnitt. Gestaute Hämorrhoiden führen oft zu hellrotem Blut auf dem Kot, Afterjucken und mitunter stechenden Schmerzen, vor allem während und nach der Darmentleerung.

So hilft die Ringelblume

Die Ringelblume hilft bei Hämorrhoiden vor allem durch ihre entzündungshemmenden Eigenschaften. Außerdem wird der After geschmeidiger, so dass die Haut beim Stuhlgang weniger belastet wird.

Anwendung: Verteilen Sie 2-mal täglich Ringelblumensalbe auf dem After. Zusätzlich nehmen Sie 1-mal pro Tag ein Sitzbad aus Eichenrinde, Malve und Calendula, am besten abends (Rezept Seite 41).

Etwa 80 Prozent der Hämorrhoidenkranken befinden sich im so genannten Stadium I. Es ist Blut auf dem Kot zu sehen, aber die Knoten sind noch nicht zu ertasten, und es treten noch keine Schmerzen auf. Wenn die Therapie in diesem Stadium ansetzt, bestehen besonders günstige Aussichten, die Beschwerden mit Heilpflanzen wie Ringelblume in den Griff zu bekommen.

Zusätzliche Maßnahmen

▶ Verwenden Sie weiches Toilettenpapier.

▶ Ein ölgetränkter Wattebausch zwischen den Gesäßhälften verhindert, dass sich die Knoten aneinander reiben.

▶ Kalte Waschungen nach dem Stuhlgang hemmen den Juckreiz und schließen die beschädigten Blutgefäße. Außerdem werden viele Keime fortgespült, die sonst zusätzlich reizen können.

▶ Kamille erleichtert den Stuhlgang, ohne abführend zu wirken, und ist so indirekt zur innerlichen Behandlung der Hämorrhoiden geeignet, die mit Kamillensalbe auch äußerlich behandelt werden können.

Hautbasaliome

Symptome

Basaliome zeigen sich als rötliche, derbe Knötchen oder bizarre, nagelkopfgroße, feste und rotgelbe Schuppen an der Haut, meistens im Gesicht. Sie metastasieren praktisch nie und gehören daher zu den eher gutartigen Hautkrebsformen. Allerdings können sie sich unbehandelt in tiefere Gewebezonen »hineinfressen«.

So hilft die Ringelblume

Basaliome gehören in die Hände eines Hautarztes, der die Diagnose absichert und darüber entscheidet, ob eine Operation notwendig ist oder eine chemische Behandlung durchgeführt wird. In beiden Fällen empfiehlt sich im Anschluss an die Therapie eine Behandlung mit Ringelblumensalbe auf Kohlendioxid- und Schweineschmalzbasis (siehe Seite 31). Die Ringelblume fördert den Heilungsverlauf der gereizten und entzündeten Haut, darüber hinaus hemmt sie die Entstehung von neuen Krebsveränderungen und wirkt als natürlicher Lichtschutz.

Zusätzliche Maßnahmen

Wenn Ihnen ein Arzt zu einem operativen Eingriff rät, sollten Sie in jedem Fall noch das Gutachten eines anderen Arztes einholen, der offen für alternative Heilmethoden sein sollte. Denn viele Hautärzte greifen beim Basaliom zu schnell zum Skalpell.

Hautkrebserkrankungen sind stark auf dem Vormarsch. Die meisten Formen sind aber gut heilbar, wenn sie im Frühstadium erkannt werden. Beobachten Sie deshalb Ihre Haut auf auffällige Veränderungen hin, und zeigen Sie sie dem Hautarzt.

Erste Hilfe bei Hautblasen

▶ Kleine Blasen in Ruhe lassen, größere kann man vorsichtig öffnen.

▶ Reinigen und sterilisieren Sie zunächst eine Nadel und die Blasenoberfläche samt umliegender Haut mit verdünntem Alkohol.

▶ Stechen Sie an der Blasenseite ein, drücken Sie den Inhalt aus.

▶ Die Blasenhaut nicht abziehen.

▶ Schützen Sie die Stelle tagsüber mit einem Heftpflaster, das Sie nachts abziehen, um die Heilung zu beschleunigen.

▶ Lose Hautfetzen einer aufgeplatzten Blase mit einer sterilen Schere abschneiden.

Hautblasen

Symptome

Nach Rötung und Druckschmerz der betroffenen Stelle entsteht ein mit klarer Flüssigkeit oder Blut gefüllter Hohlraum, der die Haut nach oben ausbeult.

So hilft die Ringelblume

Die meisten Blasen entstehen durch Reibungskräfte aufgrund häufig wiederholter Belastungen oder zu engen oder defekten Schuhen und Kleidungsstücken. Die Ringelblume ist bei Hautblasen ein Mittel der ersten Wahl, da sie Entzündungen und Schmerzen hemmt sowie die Haut vor Infektionen schützt. Besonders bewährt haben sich homöopathische Ringelblumensalben, die mehrmals täglich auf den betroffenen Stellen verteilt werden sollten.

Zusätzliche Maßnahmen

▶ Achten Sie darauf, dass Sie kein unflexibles oder zu enges Schuhwerk tragen und keine Löcher in den Socken haben.

▶ Sportler und Wanderer sollten außerdem wissen, dass Acrylsocken den Fuß besser schützen als Socken aus Baumwolle. Der Grund: Sie passen sich besser den Fuß- und Schuhformen an, außerdem fühlt sich Acryl selbst bei Nässe noch weich und angenehm an.

Wenn Sie eine Hautblase aufstechen und die dabei austretende Flüssigkeit trüb ist oder übel riecht, kann es bereits zu einer schweren Entzündung gekommen sein. In diesem Fall sollten Sie den Arzt aufsuchen.

Hautwolf

Symptome

Hautwolf zeigt sich als schmerzhafte Reizung der Haut, vor allem auf der Innenseite der Oberschenkel sowie auf dem Gesäß und in der Gesäßfalte. Besonders häufig kommt er bei Radfahrern und Reitern vor.

So hilft die Ringelblume

Die Ringelblume hemmt die Reizungen und Entzündungen der Haut. Außerdem wirkt sie als Emolliens, als natürlicher »Hautaufweicher«, wodurch die Hautstrukturen weniger belastet werden.
Anwendung: Am besten helfen Ringelblumensalben. Bei Hautwolf kann die Salbe auch auf Vaselinebasis hergestellt sein, da hierdurch die Geschmeidigkeit der Haut erhöht wird.

Zusätzliche Maßnahmen

▶ Essen Sie viel Vitamin E und C. Denn diese beiden Vitamine wirken entzündungshemmend und fördern den Wiederaufbau von beschädigten Hautzellen, indem sie die freien Radikale »einfangen«. Essen Sie also viel frisches Obst, natürliche Öle und Gemüse.
▶ Ergänzend zur Ringelblumenbehandlung empfiehlt sich in schweren Fällen die Einnahme des homöopathischen Mittels Arnica D6. Dosierung: 3-mal täglich 1 bis 2 Tabletten.

Der Hautwolf gehört zu den »treuen Begleitern« vieler Triathleten, die sich nach dem Schwimmwettkampf schlecht abtrocknen und mit feuchten Gesäß- und Oberschenkelflächen in den Sattel ihres Fahrrads steigen. Sie sollten daher unbedingt Ringelblumensalben in der Hausapotheke haben.

Hühneraugen und Schwielen

Symptome

Schwielen sind Verhärtungen der Haut, die je nach Größe und Dicke stark schmerzen können. Das typische Hühnerauge ist eine Schwiele mit einem harten Hornkegel in der Mitte.

So hilft die Ringelblume

Bei Schwielen und Hühneraugen handelt es sich um eine Verdickung der Hornhaut infolge von starken Druckbelastungen, meistens dort, »wo der Schuh drückt« und wo die Zehen so eingeengt werden, dass

Schwielen sind nichts für einen Hobbychirurgen. Widerstehen Sie der Versuchung, Ihre Schwielen mit Rasierklingen, Messern oder spitzen Fingernägeln zu bearbeiten. Dabei können ernsthafte Infektionen entstehen.

sie gegeneinander reiben. Bei körperlich hart arbeitenden Menschen entstehen Schwielen auch an den Händen. Die Ringelblume wirkt als hautaufweichendes Emolliens und ist damit bei Hühneraugen und Schwielen ein Mittel der ersten Wahl.

Anwendung: Sehr bewährt bei Hühneraugen und Schwielen haben sich homöopathische Salben, die je nach Bedarf mehrmals täglich aufgetragen werden.

Zusätzliche Maßnahmen

▶ Schmerzhafte Hühneraugen oder Schwielen müssen entlastet werden. Achten Sie auf gut passende Schuhe.

▶ Legen Sie ein Mullstück auf die betreffende Stelle, und bedecken Sie es mit einem Stück Baumwolle. Nachts sowie beim Duschen bzw. Baden sollten Sie allerdings die Polsterung entfernen, um die Haut atmen zu lassen.

▶ Helfen können auch Einreibungen mit frisch aufgebrühtem Schöllkrauttee.

> Sollten Sie immer wieder unter Hühneraugen leiden, obwohl das Schuhwerk gewissenhaft ausgewählt wurde, kann es sein, dass Ihre Mittelfußwölbung zu schwach ausgeprägt ist. Gehen Sie zum Orthopäden; er kann Ihnen möglicherweise Einlagen oder orthopädische Schuhe verschreiben.

Insektenstiche

Symptome

Mückenstiche sind in der Regel kein Grund zur Aufregung, da sie binnen einiger Minuten wieder abschwellen. Schlimmer sind die Stiche von Bienen und Wespen: Sie führen zu einer deutlichen Schwellung mit Spannungs- und Schmerzgefühl in der Haut.

So hilft die Ringelblume

Beim Einstich sondern Bienen und Wespen eine Reihe von Substanzen ab, die an der betroffenen Körperstelle eine starke Entzündung auslösen und Wasser ins Gewebe drücken. Durch ihre entzündungshemmenden Stoffe beschleunigt die Ringelblume das Abschwellen.

Anwendung: Bereiten Sie sich einen Mull- oder Leinenumschlag mit Ringelblumensalbe oder im Verhältnis 1:3 verdünnter Ringelblumentinktur. Dauer der Anwendung: mindestens 10 Minuten. So oft wie möglich wiederholen.

> Bei Insektenstichen in Mund oder Hals oder wenn deutliche Zeichen einer allergischen Reaktion auftreten (Atemnot, Schwindel), muss sofort der Arzt aufgesucht werden. Er kann ein Gegenmittel spritzen, um einen allergischen Schock zu verhindern.

Erste Hilfe bei Insektenstichen

▶ Die Wunde gründlich mit Wasser und Seife reinigen.

▶ Sofort für mindestens 30 Minuten eine Kältekompresse auflegen. Dazu Eiswürfel in ein Tuch wickeln.

▶ Bei Bienenstichen erst den Stachel vorsichtig mit dem Fingernagel herausziehen, dann die Wunde sorgfältig reinigen.

▶ Bei starken Schwellungen das homöopathische Mittel Ledum D6 nehmen. Dosierung: Zunächst alle 30 Minuten 1 Tablette, nach 2 Stunden 3-mal täglich 1 bis 2 Tabletten.

▶ Ebenfalls schwellungslindernd sind zerriebene Salbeiblätter oder eine mit Schwedenkräutern getränkte Kompresse.

Keratosis pilaris

Symptome

Sehr kleine, harte, eiterlose Knötchen auf der Haut der äußeren Oberarme, die Haut ist dort insgesamt trocken und leicht schuppend. Besonders häufig betroffen sind Mädchen zwischen dem 15. und 20. Lebensjahr. Bei der Keratosis pilaris handelt es sich um eine harmlose Hautveränderung, die meistens im Erwachsenenalter verschwindet.

So hilft die Ringelblume

Die Ringelblume wirkt gegen die Schuppenbildung, außerdem sorgt sie als Emolliens dafür, dass die Haut wieder geschmeidig wird.
Anwendung: Am besten hilft Ringelblumenöl. Verstreichen Sie es mehrmals täglich auf den betroffenen Hautpartien.

Herpesviren können für Menschen mit chronischen Erkrankungen wie Diabetes mellitus, Krebserkrankungen oder Aids überaus gefährlich sein. Hier ist dann unbedingt ärztliche Hilfe nötig.

Lippenherpes

Symptome

Zunächst kommt es zu Spannungsgefühl und leichtem Kribbeln auf der Lippe. Binnen kurzer Zeit erscheinen die typischen, schmerzhaften Herpesbläschen. In schweren Fällen kann das gesamte Gesicht mit Pusteln überzogen werden.

So hilft die Ringelblume

Hauptverantwortliche Ursache für Lippenherpes ist das so genannte Herpes-simplex-Virus. 90 Prozent der Bevölkerung tragen es mit sich herum. Meistens befindet es sich im passiven Wartestadium, doch bei Schwächung des Immunsystems »wittert« es seine Chance.

Einige Ringelblumenwirkstoffe hemmen das Gedeihen von Herpesviren. Dieser Effekt konnte jedoch bislang nur im Labor nachgewiesen werden. In jedem Fall ist die Ringelblume beim hartnäckigen Herpesvirus einen Versuch wert. Außerdem sorgt sie dafür, dass die verhärtete Lippenhaut weicher wird und beim Essen, Trinken und Sprechen weniger schmerzt.

Anwendung: Die Ringelblume kommt am besten in Form von Salben oder Cremes zum Einsatz. Tragen Sie die entsprechenden Produkte frühzeitig mehrmals täglich bei den ersten Anzeichen von Herpes auf, also wenn die Lippen zu jucken oder kribbeln beginnen.

Zusätzliche Maßnahmen

▶ Meiden Sie allzu starke UV-Bestrahlung. Schützen Sie Ihre Lippen mit starker Sonnencreme oder einem Tuch oder Schal.

▶ Vermeiden Sie übermäßigen Stress. Gönnen Sie sich Phasen der Erholung und Entspannung, Ihr Immunsystem wird es Ihnen danken.

▶ Achten Sie auch auf die Zahnpflege. Die nasse Zahnbürste im feuchten Badezimmer bietet das Idealmilieu für Herpesviren. Bewahren Sie Ihre Zahnbürste möglichst trocken auf, kaufen Sie sich mindestens viermal pro Jahr eine neue.

Magenschleimhautentzündung (Gastritis)

Symptome

Die Symptome der Gastritis hängen ab vom Schweregrad der Entzündung. In leichteren Fällen kommt es zu Sodbrennen, Völlegefühl (obwohl nichts gegessen wurde), Aufstoßen und Appetitlosigkeit. In schweren Fällen können Schmerzen im Oberbauch, Magenkrämpfe, Durchfall, Blähungen und Verstopfungen hinzukommen. Nach stärkerem Alkoholgenuss besteht Neigung zum Erbrechen.

Die Ringelblume konnte in zahlreichen Studien den Beweis erbringen, neben Gastritis auch das Wachstum von Magengeschwüren zu hemmen. Hauptverantwortlich dafür sind wahrscheinlich ihre Karotinoide und Saponine.

So hilft die Ringelblume

Die Gastritis galt bislang als klassische psychosomatische Krankheit. Doch in jüngerer Zeit gerät unter Wissenschaftlern zunehmend ein Bakterium mit dem Namen »Helicobacter pylori« in den Verdacht, ihr Auslöser zu sein. Dies erhöht die Chancen für die Ringelblume, die über eine breite Palette an antibiotischen Wirkstoffen verfügt. Darüber hinaus dämpft sie die Reizungen und Entzündungen der Magenschleimhaut – ihre Karotinoide gelten als natürliche Schleimhautschutzstoffe.

Anwendung: Nehmen Sie 3-mal täglich 15 bis 20 Tropfen Ringelblumentinktur ein, die Sie mit etwas Wasser verdünnt haben, am besten vor den Mahlzeiten. Die dabei aufgenommene Alkoholmenge ist im Hinblick auf die Magenschleimhaut vernachlässigbar. Bei Nachlassen der Beschwerden trinken Sie täglich 3 Tassen Ringelblumentee.

Zusätzliche Maßnahmen

Längerfristig können Sie Muskelverspannungen nur beseitigen, indem Sie sich bessere Arbeitsbedingungen schaffen. Dies bedeutet: Fünf Minuten pro Arbeitsstunde sollten Sie für Bewegung und Entspannung verwenden, und wenn es nur der Gang zum Kaffeeautomaten oder zur Toilette ist. Auch Ihre Frühstücks- und Mittagspausen sollten einiges an Bewegung enthalten.

▶ Reduzieren Sie Ihre Stressbelastung. Denn auch wenn ein Bakterium hauptverantwortlich für Gastritis ist, benötigen Sie eine gute Immunabwehr, um es in Schach zu halten – und eine Immunabwehr unter Stress ist nicht voll funktionstüchtig.

▶ Achten Sie auf magenfreundliche Ernährung. Trinken Sie viel (mindestens zwei Liter Flüssigkeit pro Tag), essen Sie weniger fetthaltige Speisen und mehr Ballaststoffe (in Vollkornprodukten, Gemüse).

Muskelverspannungen

Symptome

Nach intensiver Belastung sind einzelne Muskeln hart und verspannt, vor allem morgens und abends.

So hilft die Ringelblume

Die Muskeln brauchen eine gewisse Zeit, um sich nach einer intensiven Beanspruchung wieder zu erholen. Wird diese Zeit unterschritten, kommt es zu einer Ansammlung von Stoffwechselzwischenprodukten wie Milchsäure. Das Gehirn reagiert auf diese Veränderungen

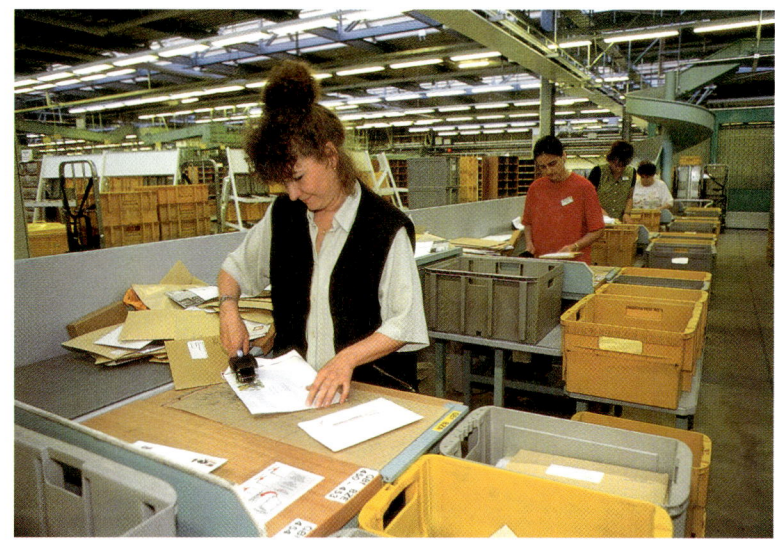

*Monotone Bewegungs-
abläufe belasten auch die
Muskulatur einseitig.
Ausgleichsgymnastik und
Massagen mit Ringel-
blumenöl schaffen Abhilfe.*

damit, dass es die Muskeln unter hohe Spannung setzt, um sie vor Überlastung zu schützen. Die eine Seite der Therapie besteht also darin, die Stoffwechselzwischenprodukte aus den Muskeln zu beseitigen, die andere Seite darin, die erhöhte Spannung herabzusetzen. Die ideale Kombination von beidem ist eine Massage mit Ringelblumenöl. Hinzu kommt, dass die ätherischen Öle von Calendula die Erregung des vegetativen Nervensystems und dadurch auch die nervöse Anspannung der Muskeln herabsetzen.

Anwendung: Massieren Sie mehrmals täglich die betroffenen Muskeln mit Ringelblumenöl. Die Muskeln sollen gut durchgeknetet werden, dürfen dabei aber keinesfalls schmerzen.

Zusätzliche Maßnahmen

▶ Das homöopathische Mittel Rhus toxicodendron D6 verbessert die Muskelversorgung und eignet sich vor allem bei sportlicher Überanstrengung. Dosierung: 3-mal täglich 1 bis 2 Tabletten.

▶ Aromaöle wirken stark auf die unbewussten Steuerungsmechanismen der Muskelspannung. Bei angst- und stressbedingten Verspannungen eignen sich die Düfte von Lavendel, Neroli, Weihrauch und

Muskeln machen ca. 40 Prozent des Körpergewichts aus. In Größe und Aussehen sind sie sehr unterschiedlich. Die Skala reicht vom Musculus glutaeus maximus – er bildet das Gesäß und bewegt den Oberschenkel – bis zu den winzigen Musculi arrectores pilorum, die die Haare auf der Haut aufrichten.

Ysop. Geben Sie einfach ein paar Tropfen der jeweiligen Öle auf einen Duftstein oder eine Duftlampe in Ihrem Wohnzimmer. Auch ein Bad mit ein paar Tropfen dieser Aromaöle leistet gute Dienste.

Muskelzerrung

Muskelzerrungen können eine sehr unterschiedliche Ausprägung zeigen. Sollten Sie starke Schmerzen haben oder eine Unterbrechung im Muskelverlauf spüren, muss unbedingt der Arzt aufgesucht werden.

Symptome

Im Moment des Auftretens zeigt sich ein leichtes Ziehen oder aber auch ein »Reißruck« im betroffen Muskel – je nach Schweregrad der Verletzung. Einige Minuten nach dem Verletzungseintritt kommt es zu Verkrampfungen, der betroffene Muskel scheint verkürzt zu sein. Später kann es zu einer Hautverfärbung an der Stelle kommen.

So hilft die Ringelblume

Die Ringelblume beschleunigt die Heilung des verletzten Gewebes und wirkt entzündungshemmend.

Anwendung: Die Ringelblume sollte in Form homöopathischer Salben 48 Stunden nach Verletzungseintritt zum Einsatz kommen. Massieren Sie die Salbe mehrmals täglich gut in den verletzten Muskel ein.

Zusätzliche Maßnahmen

▶ Direkt nach der Verletzung muss die betroffene Stelle zur Schmerzlinderung etwa 45 Minuten gekühlt werden (siehe »Erste Hilfe bei Blutergüssen«, Seite 46).

▶ Der Muskel sollte ruhig gestellt werden.

▶ Sollte der Muskel sich nur langsam erholen und ein Schwächegefühl in ihm bleiben, hilft zusätzlich die Einnahme des homöopathischen Mittels Calcium carbonicum D6, 1 bis 2 Tabletten täglich.

Nagelbettentzündung

Gehen Sie zum Arzt, wenn die Entzündung am Nagelbett äußerst schmerzhaft ist und sich abszessartig verdickt. Die Infektion kann sich sonst leicht ausbreiten.

Symptome

Die Haut um das Nagelbett herum ist rot, verdickt und angespannt und reagiert druck- und schmerzempfindlich. In schwereren Fällen kommt es auch zur Eiterbildung.

So hilft die Ringelblume

Nagelbettentzündungen entstehen durch Bakterien, die durch kleine Verletzungen – aber auch durch Pilzbefall – ins Nagelbett vordringen konnten. Die Ringelblume hilft hier als Heilpflanze mit hohem antibiotischem Potenzial, außerdem wirkt sie entzündungshemmend. Als Emolliens macht sie das Hautgewebe um den Nagel herum weicher und elastischer. Es kann besser der Schwellung nachgeben und baut dadurch weniger schmerzhafte Oberflächenspannung auf.

Anwendung: Ein altes Hausmittel zur Behandlung von Nagelbettentzündungen ist das Ringelblumenseifenbad (siehe Randspalte Seite 34). Wiederholen Sie es täglich 1- bis 2-mal.

Zusätzliche Maßnahmen: In besonders starken Fällen empfiehlt sich die zusätzliche Einnahme des homöopathischen Mittels Hepar sulfuris D3. Dosierung: 3-mal täglich 1 bis 2 Tabletten.

Nasenbluten

Symptome

Mehr oder weniger starkes Bluten aus den Nasenlöchern.

So hilft die Ringelblume

Ringelblumenzubereitungen gehören zu den klassischen Mitteln bei Nasenbluten. Sie stoppen die Blutung und fördern die Wundheilung.

Anwendung: Streichen Sie etwas Ringelblumensalbe auf ein etwa 1 mal 4 Zentimeter großes Löschblatt. Legen Sie das Löschblatt zwischen Oberlippe und Schneidezähne. Damit lösen Sie einen Reiz aus, der die kleinen Blutgefäße im Bereich der Riechschleimhaut sich zusammenziehen lässt. Eine andere Möglichkeit besteht darin, Ringelblumensalbe auf einem Wattebausch in die Nasenlöcher einzuführen.

Zusätzliche Maßnahmen

Sehr hilfreich bei Nasenbluten ist Akupressur. Der Punkt für Nasenbluten liegt im Nacken, genau dort, wo die Wirbelsäule beginnt. Massieren Sie diesen Punkt mit Ihrem Zeige- und Mittelfinger in kreisenden Bewegungen, bis das Bluten aufhört.

Bei Nasenbluten ist es ein Fehler, den Kopf in den Nacken zu legen, um die Blutung vermeintlich zu stoppen. Das Blut fließt in die Atemwege hinunter – was zu heftigen Atembeschwerden führen kann. Daher den Kopf leicht nach vorn neigen.

Zwischen 50 und 70 Prozent aller Frauen leiden unter PMS – Beschwerden an den Tagen vor den Tagen. Teemischungen mit Ringelblume können die Symptome lindern.

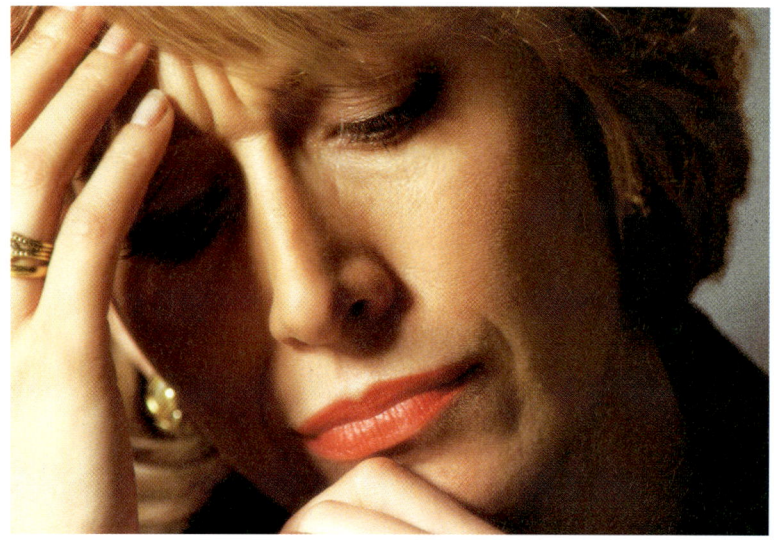

Prämenstruelles Syndrom (PMS)

Symptome

Die Symptome erscheinen im letzten Drittel des Monatszyklus und steigern sich zum Beginn der Periodenblutung. Körperlich zeigen sie sich als Darmverstopfungen, Unterleibsschmerzen, Brustspannen, Hautjucken und Kopfweh, psychisch als schlechte Laune und aggressive Stimmung.

Das prämenstruelle Syndrom zeigt sich in sehr unterschiedlichen Symptomen. Aus diesem Grund ist es sinnvoll, für die Therapie mehrere Heilkräuter miteinander zu kombinieren.

So hilft die Ringelblume

Die Ringelblume stabilisiert als Emmenagogum die Monatsblutung. Wissenschaftlich erwiesen ist, dass sie die Spannung des Gebärmuttergewebes erhöht, andererseits aber die Erregung im vegetativen Nervensystem abbaut. Beide Faktoren wirken sich dämpfend auf prämenstruelle Beschwerden wie Unterleibsschmerzen und aggressive Stimmung aus. Die Ringelblume sollte daher Teemischungen gegen PMS in großen Mengen beigemischt werden.

Anwendung: Diese Teemischung hilft bei Unterleibsschmerzen und Stuhlträgheit: Mischen Sie 30 Gramm Frauenmantelkraut mit

20 Gramm Ringelblumenblüten. Übergießen Sie 1 Esslöffel der Mischung mit 1 Tasse kochendem Wasser, 10 Minuten zugedeckt ziehen lassen, abseihen. Trinken Sie davon 2 bis 3 Tassen pro Tag. Beginnen Sie mit der Kur 2 Wochen nach der letzten Monatsregel.

Ein weiteres Rezept, wenn vor allem die psychischen Veränderungen belastend sind: Mischen Sie Johanniskraut, Frauenmantelkraut und Ringelblumenblüten zu gleichen Teilen. Übergießen Sie 1 Esslöffel der Mischung mit 1 Tasse kochendem Wasser. 10 Minuten zugedeckt ziehen lassen, abseihen. Dosierung: 2 bis 3 Tassen pro Tag. Die Kur sollte mindestens 2 Monate dauern.

Rachenentzündung

Symptome

Typisch ist ein rauer Hals mit Schluckbeschwerden, Kratzen und Brennen. Die Rachenschleimhaut ist gerötet. Während des Essens kommt es zu starken Schmerzen im Rachenraum.

So hilft die Ringelblume

Die Ringelblume empfiehlt sich bei Rachenentzündung vor allem aufgrund ihrer hervorragenden entzündungshemmenden Eigenschaften. Darüber hinaus wirkt sie antibiotisch auf zahlreiche Keime, die sich im Rachenraum festsetzen können.

Anwendung: Vermischen Sie 1 Teil Ringelblumentinktur mit 3 Teilen warmem Wasser. Mit dieser Lösung sollten Sie mehrmals am Tag für 3 bis 5 Minuten spülen und gurgeln.

Zusätzliche Maßnahmen

▶ Das homöopathische Präparat Aconit D30 bewährt sich besonders bei Rachenentzündungen in Begleitung von Schnupfen und Husten. Bereits zu Beginn der Erkrankung sollte man 3-mal täglich 5 Kügelchen im Abstand von 2 Stunden einnehmen.

▶ Sehr zu empfehlen ist auch Salbeitee. Für einen Teeaufguss überbrühen Sie 1 Teelöffel Kräuter mit 1 großen Tasse Wasser. Kurz ziehen lassen und mehrmals täglich trinken.

Der Rachen bildet eine wichtige Eingangspforte zu den Bronchien. Rachenentzündungen sind deshalb ein ernst zu nehmendes Warnsignal für die Anwesenheit von bronchialen Krankheitserregern und sollten daher gewissenhaft behandelt werden.

Regelblutung, starke

Symptome

Es kommt zu starker Blutung und oft zu krampfartigen Schmerzen im Unterleib. Zu den möglichen Komplikationen gehören schleichende Blutarmut mit Konzentrations- und Kreislaufschwäche.

So hilft die Ringelblume

Als menstruationsregulierendes Emmenagogum hat die Ringelblume lange Tradition. Sie dämpft die Blutung und stabilisiert den Kreislauf. Bei gleichzeitig auftretenden Unterleibskrämpfen sollte sie mit Kamille oder Schafgarbe kombiniert werden.

Anwendung: Dieser Tee eignet sich als erste Hilfe bei immer wieder in Schüben auftretenden Regelschmerzen: Mischen Sie Schafgarbenkraut und Ringelblumen zu gleichen Teilen. Überbrühen Sie die Mischung mit 1 Tasse heißem Wasser, 10 Minuten zugedeckt ziehen lassen, abseihen. Vorbeugend hilft eine Mischung aus Kamille, Schafgarbe und Ringelblumen. Überbrühen Sie 2 Teelöffel der Mischung mit 1 Tasse heißem Wasser, 10 Minuten zugedeckt ziehen lassen und schließlich abseihen. Trinken Sie davon 3 Tassen pro Tag. Beginnen Sie mit der Kur 3 Tage vor dem erwarteten Regeltermin.

Nicht selten sind Menstruationsbeschwerden die Folge von mehr oder weniger unbewussten Ängsten. Hier kann dann eine Teekombination aus Johanniskraut und Ringelblume sinnvoll sein.

Reisedurchfall

Symptome

Der Reisedurchfall gehört zu den typischen Erkrankungen, wenn wir in fremden Ländern mit einer Kost konfrontiert werden, die unserem Verdauungstrakt unbekannt ist. Zu den Symptomen gehören wässriger Stuhl, starker Stuhldrang und heftige Unterleibskrämpfe.

So hilft die Ringelblume

Die Ringelblume beruhigt die gereizten Darmwände, ihre Karotinoide geben der Darmschleimhaut einen natürlichen Schutz. Außerdem verfügt sie über antibiotische Substanzen, die auch Escherichia coli bekämpfen – den Hauptauslöser des Reisedurchfalls.

Eine Behandlung mit Ringelblumen ist bei Reisedurchfall in jedem Fall besser als mit synthetischen Antibiotika, weil diese wichtige Nutzmikroben in unserem Darm abtöten. Bei Reisedurchfall ist die Darmflora durch die Durchfallerreger ohnehin schon aus den Fugen geraten.

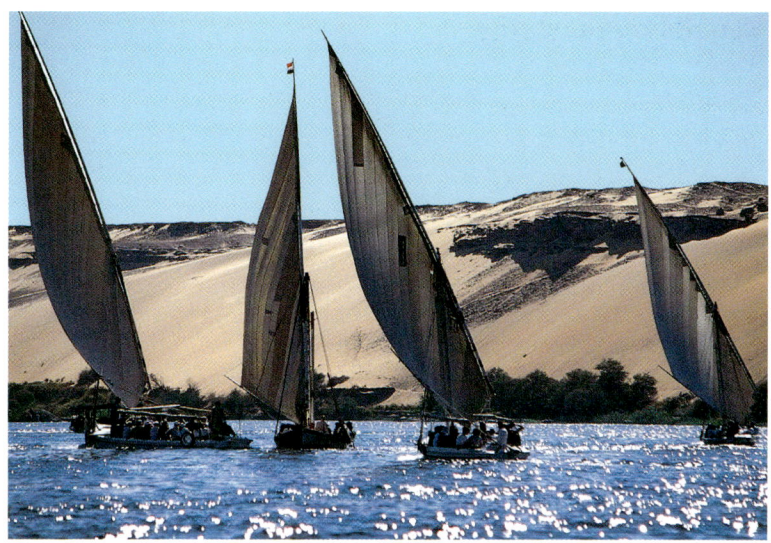

Anwendung: Nehmen Sie alle 2 Stunden jeweils 15 Tropfen Ringelblumentinktur ein, verdünnt mit 3 Teilen Wasser oder Tee. Nach 24 Stunden reduzieren Sie die Dosis auf 3-mal 15 Tropfen pro Tag.

Zusätzliche Maßnahmen

▶ Mindestens 3, besser 4 Liter Mineralwasser pro Tag trinken, um Wasser- und Mineralstoffverluste auszugleichen.

▶ In schweren Fällen Mineralpräparate aus der Apotheke einnehmen.

▶ Nur sehr wenig essen (Zwieback, Salzstangen).

Skrofulose

Symptome

Früher wurde die Skrofulose als ein Vorbote der Tuberkulose angesehen. Heute gilt sie als – relativ seltene – eigenständige Erkrankung von Haut und Lymphknoten, der eine Allergie zugrunde liegt. Sie trifft fast ausschließlich Kinder. Ihre häufigsten Symptome sind Heuschnupfen, Bindehautentzündung, Augenlidrand- und Augenhornhautentzündung.

Die Symptome der Skrofulose sind auch Begleiterscheinungen zahlreicher anderer Hautkrankheiten oder Allergien. Die genaue Diagnose vor einer Behandlung kann nur der Arzt treffen.

So hilft die Ringelblume

Bei Skrofulose gehört die Ringelblume zu denjenigen Mitteln, die schon in der frühen Volksmedizin große Heilerfolge durch ihre entzündungshemmende Wirkung erzielen konnten. In jüngerer Zeit gelang Wissenschaftlern jedoch auch der eindeutige Nachweis, dass einige Ringelblumenwirkstoffe modulierend auf das Immunsystem wirken und dadurch überschießende Immunreaktionen zumindest deutlich dämpfen können.

Anwendung: Täglich 3-mal 10 Tropfen Ringelblumentinktur einnehmen, am besten mit 3 bis 4 Teilen Wasser oder Tee verdünnt. Äußerlich helfen Salbenauflagen bei Bindehaut-, Augenhornhaut- und Augenlidrandentzündungen (dabei Augen geschlossen halten!).

Zusätzliche Maßnahmen

▶ Bei Skrofulose empfiehlt sich ein Allergietest.
▶ Fernsehen und Computerarbeit sollten deutlich reduziert werden, um die Augen, Schleimhäute und Lider zu schonen.

In der Volksmedizin wird die Ringelblume schon sehr lange und sehr erfolgreich zur Behandlung von Venenerkrankungen eingesetzt. Leider greifen heute nur wenige Ärzte darauf zurück.

Venenentzündungen und Unterschenkelgeschwüre

Symptome

Die Beine sind geschwollen und fühlen sich schwer an, bei oberflächlichen Venen zeigt sich eine Rötung und Entzündung der Haut. Typisch ist das Brennen in den Beinen, vor allem nach längerem Stehen. In schweren Fällen führt die Venenentzündung zu offenen Unterschenkelgeschwüren (Ulcus cruris).

So hilft die Ringelblume

Die Ringelblume gehört zu den Heilpflanzenklassikern bei Venenerkrankungen. Jüngere Untersuchungen bestätigen diese Einschätzung. Demnach hemmt die Ringelblume die Entzündungen und die Ausbildung von Wasseransammlungen.

Darüber hinaus verbessert sie die Fließeigenschaft des Bluts, die schmerzhafte Spannung des Hautgewebes – auch bei bereits offenen Unterschenkelgeschwüren – lässt deutlich nach.

Ein Test an Patienten mit Krampfadern, Venenentzündungen und Unterschenkelgeschwüren ergab, dass Ringelblumensalbe auf Kohlendioxid- und Schweineschmalzbasis in 75 Prozent der Fälle das Schweregefühl in den Beinen und in 87 Prozent die Entzündungen verschwinden ließ. 96 Prozent der Patienten beurteilten den Heilungserfolg insgesamt als gut oder sehr gut.

Anwendung: Am besten hilft Ringelblumensalbe auf Kohlendioxid- und Schweineschmalzbasis, da sie auch in tiefere Hautzonen eindringt. Verteilen Sie die Salbe mehrmals täglich auf den betroffenen Stellen. Dabei sollten Sie die Salbe kurmäßig über einen längeren Zeitraum hinweg regelmäßig anwenden. In der Nacht decken Sie die Stellen mit einem Mulltuch ab.

Zusätzliche Maßnahmen

▶ Überprüfen Sie Ihre Ernährung! Gegen Venenerkrankungen hilft der Wirkstoff Adenosin, da er die Fließeigenschaft des Bluts verbessert. Man findet diesen Stoff vor allem in der Honigmelone. Ähnliche Wirkungen haben die Sulfide des Knoblauchs und die Gingerole des Ingwers. Das Vitamin C aus Kiwis, Orangen, Erdbeeren und Zitronen bildet den Kitt, mit dem die Venen ihre Schäden reparieren können, ohne dabei an Elastizität zu verlieren.

▶ Eine weitere gute Ergänzung zu Ringelblumen sind Rosskastanienextrakte. Ihre Wirkstoffe können bis zu einem bestimmten Grad die Venenwände abdichten. Dadurch gelangt keine Flüssigkeit mehr in das umliegende Gewebe, der Patient bleibt von den schmerzenden Schwellungen verschont.

Verstauchung

Symptome

Verstauchungen zeigen sich als Schmerzen im betroffenen Gelenk, oft kommt es sehr schnell zu einer starken Schwellung, die sich später verfärbt. Die Bewegungsfähigkeit ist stark eingeschränkt. Die Verstauchung ist eine der häufigsten Sportverletzungen und wird durch einseitige Muskelentwicklungen in manchen Sportarten gefördert.

Bei Verstauchungen sagt die Größe der Schwellung nicht unbedingt etwas über die Schwere der Verletzung aus. Es gibt kleinere Bänderdehnungen, bei denen zahlreiche Blutgefäße verletzt werden und gewaltige Schwellungen entstehen; genauso gibt es komplette Bänderrisse, die kaum Schaden an Blutgefäßen anrichten und daher fast ohne Schwellung ablaufen.

So hilft die Ringelblume

Bei Verstauchungen hat sich eine Kombination aus homöopathischer Ringelblumensalbe (mehrmals täglich auftragen) und der Einnahme von Arnica D6 (im akuten Stadium der Verletzung alle 2 Stunden 1 Tablette, nach 48 Stunden 3-mal täglich 1 Tablette) bewährt. Auf diese Weise werden die Schmerz- und die Entzündungsentwicklung im Gelenk in der Regel zuverlässig gestoppt.

Zusätzliche Maßnahmen

Viele Frauen reagieren in den Wechseljahren sehr intensiv auf die Wechsel des Mondes. Auf diese Weise versucht der Körper, den verloren gegangenen Periodenzyklus durch einen anderen, ähnlich rhythmisierten Zyklus zu ersetzen.

Zunächst sollte die Verletzung mindestens 30 Minuten lang gekühlt werden, um größere Schwellungen zu verhindern und den Schmerz zu lindern (siehe dazu »Erste Hilfe bei Blutergüssen«, Seite 46).

Wechseljahrebeschwerden

Symptome

Kaum ein Beschwerdebild besitzt so verschiedenartige Symptommöglichkeiten wie das Klimakterium. Es kann zu Beschwerden im Bereich von Herz und Kreislauf, Hormonhaushalt und Stoffwechsel, Nerven und Psyche oder auch Urogenitalsystem und sekundären Geschlechtsmerkmalen kommen (siehe Kasten).

Klimakterium – typische Beschwerden

▶ Ängste

▶ Arteriosklerose

▶ Austrocknen der Haut und Genitalschleimhaut

▶ Bluthochdruck

▶ Depressionen

▶ Erhöhte Cholesterinwerte

▶ Haarausfall

▶ Hitzewallungen

▶ Inkontinenz

▶ Knochenschwund

▶ Kopfschmerzen

▶ Nervosität

▶ Reizbarkeit

▶ Rückbildung der Brüste

▶ Schlaflosigkeit

▶ Schweißausbrüche

▶ Schwindel

▶ Unregelmäßiger Periodenzyklus

So hilft die Ringelblume

Die Ringelblume ist keine Allzweckwaffe bei Wechseljahrebeschwerden, doch sie bekämpft einige Teilaspekte. So hilft sie bei Bluthochdruck und Herzrhythmusstörungen, die infolge des Klimakteriums auftreten. Ihre Saponine senken den Cholesterinspiegel, äußerlich aufgetragen hilft sie gegen das Austrocknen der Haut. Nicht zu vergessen: Die Ringelblumenfarben Gelb und Orange wirken drüsenanregend und verlangsamen dadurch den hormonellen Umstellungsprozess während der Wechseljahre.

Anwendung: Bei trockener Haut empfiehlt sich die Anwendung von Ringelblumensalben, die mehrmals täglich aufgetragen werden. Zur innerlichen Behandlung reicht das Trinken von 2 Tassen Ringelblumentee pro Tag. Zur Farbtherapie (siehe dazu auch Seite 21) sollten Sie Ringelblumen auf Ihrem Balkon oder in Ihrem Garten pflanzen, die sich außerdem bestens als Schnittblumen zur Dekoration Ihrer Wohnräume eignen.

Zusätzliche Maßnahmen

▶ Johanniskraut als wirkungsvolles Antidepressivum hilft jenen Frauen, die während der Wechseljahre häufiger unter depressiven Zuständen, Ängsten und Schlafstörungen leiden. Sie sollten zu Beginn der Therapie 2 Tassen Johanniskrauttee pro Tag trinken. Wenn sich die ersten Erfolge einstellen und sich die Stimmung stabilisiert hat, wird auf 1 Tasse pro Tag reduziert.

▶ Leinsamen und Sojamehl enthalten Wirkstoffe mit östrogenähnlichem Effekt und sollten daher einen Stammplatz im täglichen Speiseplan erhalten.

▶ Unverzichtbar sind Milchprodukte und Fisch, um den Kalziumgehalt im Körper zu stabilisieren und Osteoporose vorzubeugen.

▶ Eine wichtige Rolle spielt auch das Vitamin E. Es hemmt den Abbau des Sexualhormons Progesteron und wirkt auf diese Weise ähnlich wie Östrogen.

Zu den Nahrungsmitteln mit viel Vitamin E zählen Avocado, Spinat, Brunnenkresse, Grünkohl, Knollensellerie und kaltgepresste Pflanzenöle (z. B. Sonnenblumen- oder Sojaöl).

Johanniskraut besitzt auf klimakterische Depressionen eine ähnliche Wirksamkeit wie die synthetischen Antidepressiva – allerdings ist es viel besser verträglich und birgt keinerlei Suchtrisiko.

Windeldermatitis

Symptome

Die Windeldermatitis zeigt sich als Hautausschlag an Gesäß, Genitalien und Oberschenkeln. Bei erblich vorbelasteten Kindern kann sie Vorbote einer Neurodermitis sein.

So hilft die Ringelblume

Die Ringelblume wirkt entzündungshemmend und sorgt oft schon nach wenigen Tagen für ein Verschwinden des Ausschlags.

Anwendung: Die Ringelblumentherapie erfolgt am besten in Form von Salben oder Cremes. Sie werden mehrmals täglich – in dünner Schicht – während des Windelwechsels aufgetragen. Lassen Sie die Salbe oder Creme für etwa 10 Minuten einwirken, bevor Sie die neue Windel überziehen. Sollte sich binnen weniger Tage nicht eine deutliche Besserung zeigen, empfiehlt sich der Umstieg auf Hamamelissalbe, deren Wirkstoffe bei einigen Kindern besser anschlagen.

Windeldermatitis ist keine Seltenheit. Während der ersten drei Lebensjahre ihres Babys kämpfen beinahe alle Eltern mindestens einmal mit der Windeldermatitis.

Zusätzliche Maßnahmen

▶ Gönnen Sie dem entzündeten Babypopo frische Luft. Lassen Sie mal die Windel weg, und legen Sie das Baby für ein paar Minuten mit seitwärts gedrehtem Gesicht auf den Bauch.

▶ Achten Sie stets auf einen trockenen Babypopo, auch die Oberschenkel sollten gründlich getrocknet werden.

▶ Die Heilung zusätzlich unterstützen können Sie mit täglichen Sitzbädern mit Kamillenextrakt aus der Apotheke oder dem Reformhaus.

▶ Bei nässenden Wundstellen hilft das Auftragen von Zinkpaste.

Wunden, offene

Symptome

Eine Schnittwunde zeigt sich als tiefer, klaffender Spalt in der Haut. Die Stärke der Blutung hängt davon ab, welches Gewebe verletzt wurde. Eine Schürfwunde zeigt sich als oberflächliche Hautabschürfung, meistens infolge von starken Reibungskräften.

Erste Hilfe bei offenen Wunden

▶ Die Wunde mit Wasser auswaschen, um Infektionen zu verhindern. Bei Schnittwunden schwemmt auch das austretende Blut Erreger fort.

▶ Bei größeren Schürfwunden besteht ein hohes Infektionsrisiko. Mit steriler Wundauflage abdecken und schnell zum Arzt.

▶ Schnittverletzungen von mehreren Zentimetern müssen vom Arzt genäht werden.

▶ Kleine Schnittwunden mit einem Pflaster, bei klaffenden Wunden mit einem so genannten Klammerpflaster schützen.

▶ Bei pulsierendem Blutausstoß ist die Schlagader getroffen. In diesem Fall muss ein Druckverband angelegt werden. Dazu das betreffende Körperteil möglichst hoch lagern, die Austrittsstelle des Bluts mit einem ungeöffneten Verbandpäckchen als Druckpolster bedecken. Körperteil und Druckpolster mit Verband so fest umwickeln, dass die Wunde nur noch schwach blutet, aber die Blutzufuhr nicht völlig abgeschnitten wird. Keinesfalls mit Schnur oder Gürtel abbinden! Rufen Sie sofort den Notarzt!

Die Reinigung ist bei Schürfwunden besonders wichtig. Denn ihre Oberfläche ist relativ groß, so dass ein höheres Infektionsrisiko besteht als bei einer Schnittwunde.

So hilft die Ringelblume

Die Ringelblume gehört aufgrund ihrer wundheilenden, desinfizierenden und entzündungshemmenden Eigenschaften bei offenen Wunden zu den Mitteln der ersten Wahl. Besonders geeignet sind Ringelblumensalben aus der Homöopathie. Bei stark schmerzenden Wunden empfiehlt sich zur Unterstützung die Einnahme von Symphytum D6. Dosierung: 3-mal täglich 1 bis 2 Tabletten.

Wundliegen (Dekubitus)

Symptome

Beim Wundliegen werden vier Schweregrade unterschieden:

▶ Erster Grad: Die Haut ist gerötet, aber noch intakt.

▶ Zweiter Grad: Die Haut ist gerötet, bereits defekt (offene Stellen) und stark entzündet.

▶ Dritter Grad: Die Haut ist bis in ihre Tiefe defekt, so dass Muskeln, Sehnen und Bänder sichtbar werden.

Offene Wunden bergen grundsätzlich das Risiko einer Tetanusinfektion. Sofern nicht sicher ist, ob ein Impfschutz aus früheren Zeiten besteht, sollte daher unbedingt eine entsprechende Impfung vorgenommen werden.

▶ Vierter Grad: Die Haut ist »durchgelegen«, es sind auch schon Knochen beschädigt.

Bei längerer Bettlägerigkeit werden die folgenden Körperteile besonders häufig vom Dekubitus betroffen: Ohrmuscheln, Wirbelsäule, Schulterblätter, Ellenbogen, Kreuzbein, Gesäß, Knieinnenseiten, Knöchel und Fersen.

Bei der Pflege von bettlägerigen Patients sollte Ringelblumensalbe unbedingt zur Standardausrüstung gehören. Die Körperteile, die ein besonders hohes Dekubitusrisiko aufweisen, sollten bereits vorsorglich mit ihr eingerieben werden.

So hilft die Ringelblume

Salben aus Ringelblume werden schon sehr lange zur Prophylaxe und Therapie des Wundliegens eingesetzt. Sie fördern die Durchblutung des durch das lange Liegen strapazierten und unterversorgten Gewebes, beschleunigen die Wundheilung und wirken entzündungshemmend. Selbst fortgeschrittene Dekubitalgeschwüre bis zum dritten Schweregrad lassen sich noch erfolgreich mit Ringelblumen behandeln. *Anwendung:* Die optimale Zubereitung für die Therapie des Wundliegens ist die Ringelblumensalbe. Sie sollte 2-mal täglich auf denjenigen Körperteilen verteilt werden, bei denen das Dekubitusrisiko besonders hoch ist. Bei bereits bestehender Erkrankung wird die Dosis auf 3- bis 4-mal täglich erhöht. Achten Sie darauf, dass die Salbe möglichst dünn aufgetragen wird.

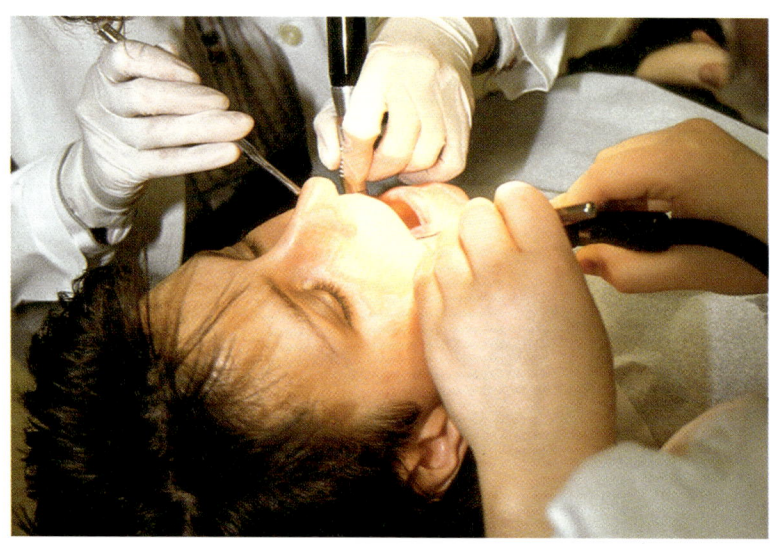

Calendula hilft nicht nur bei Entzündungen im Mundraum, sondern beschleunigt auch die Wundheilung nach Zahnoperationen oder Wurzelbehandlungen.

Zusätzliche Maßnahmen

Dekubitus entsteht, wenn der Patient zu lange in bestimmten Liegepositionen verharrt. Falls er seine Positionen nicht mehr selbst wechseln kann, sollte er etwa alle 2 Stunden mit der nötigen Vorsicht im Bett umgelagert werden.

Zahnfleischentzündung

Symptome

Das Zahnfleisch ist stark gerötet und schmerzt. Beim Biss in ein knackiges Lebensmittel (z. B. eine Karotte oder einen Apfel) kommt es zur Blutung.

So hilft die Ringelblume

Wenn es um die heilpflanzliche Behandlung von Zahnfleischentzündungen geht, wird meistens der Salbei genannt. Tatsache ist jedoch, dass ihm die Ringelblume mindestens ebenbürtig ist. Der spontane entzündungs- und schmerzhemmende Effekt muss bei ihr sogar höher eingeschätzt werden, während beim Salbei eher die adstringierenden (zusammenziehenden) und damit schwellungslindernden Effekte im Vordergrund stehen. Am besten ist es, beide Heilpflanzen miteinander zu kombinieren.

Anwendung: Mischen Sie Ringelblumen- und Salbeitinktur zu gleichen Teilen. Dann mit Wasser im Verhältnis 1 : 3 verdünnen und mehrmals täglich für 5 Minuten damit spülen. Besonders schmerzhafte Stellen werden mit einem zuvor in die Tinktur getauchten Wattestäbchen abgetupft.

Zusätzliche Maßnahmen

▶ Putzen Sie mindestens 2-mal pro Tag 3 bis 5 Minuten lang die Zähne, am besten nach den Mahlzeiten. Die Zahnzwischenräume sollten 1-mal pro Woche mit Zahnseide gereinigt werden.

▶ Vitamin C erhöht die Abwehrkraft und versiegelt die geschädigten Blutgefäße im Zahnfleisch. Essen Sie viel frisches Obst und Gemüse, vor allem Kiwis, Orangen und Zitronen.

Bei Zahnfleischentzündungen empfiehlt sich die Kombination von Salbei und Ringelblume. Salbeitinktur wird nach demselben Verfahren hergestellt wie Ringelblumentinktur.

Gepflegt und schön mit Ringelblumen

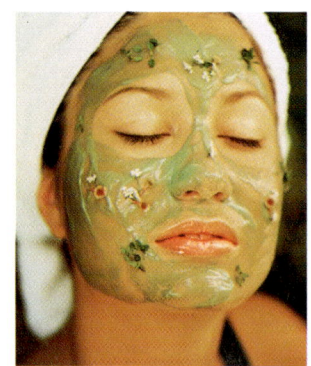

Calendula tut der Haut rundum gut.

Die Ringelblume hat neben ihren heilenden auch besonders hautpflegende Eigenschaften. Klar, dass sie bei derartigen Vorzügen von der Kosmetikindustrie nur zu gerne verarbeitet wird. Leider wird sie jedoch oft nur als »Spurenelement« und damit als Alibi eingesetzt, um dem betreffenden Produkt ein medizinisches Image zu verpassen. Achten Sie bei der Auswahl der Produkte darauf, dass der Ringelblumenanteil im Vordergrund steht und nicht durch zahlreiche andere Bestandteile niedergedrückt wird. Oder: Bereiten Sie sich Ihre Calendulakosmetik doch einfach selbst zu! Anleitungen und Rezepte dazu finden Sie ab Seite 83. Aber auch die Ringelblume ist kein Allheilmittel, sie ist nicht imstande, all die vielen »Hautfehler« in unserem Alltag ungeschehen zu machen. Wer eine schöne und gesunde Haut haben will, muss seinen Lebensstil den Bedürfnissen seiner Haut anpassen.

Der Straffungs- und der Weichmachereffekt bilden bei Calendula keinen Widerspruch. Im Gegenteil: Sie macht die Haut weich und geschmeidig, ohne sie schlaff und spannungsarm zu machen. Damit nimmt Calendula in der Naturkosmetik eine Sonderstellung ein.

Der Haut gezielt Gutes tun

Die Ringelblume wird schon sehr lange zur Schönheitspflege der Haut eingesetzt. Ihre Vorteile:

▶ Sie fördert die Wundheilung und wirkt daher der Ausbildung von hässlichen Narben entgegen.

▶ Sie stimuliert die Neubildung von Hautzellen. Die Haut bleibt dadurch länger jung.

▶ Sie wirkt entzündungshemmend und hautberuhigend, eignet sich daher vor allem für empfindliche und leicht reizbare Haut.

▶ Als Emolliens verhindert sie Hautverhärtungen, die Haut wird weich und geschmeidig.

▶ Sie verbessert die Durchblutung und die Spannung der Haut und macht den Teint wieder frisch und rosig.

Das Gesicht verrät alle Sünden

Leben Sie hautgerecht! Dazu gehört, das Rauchen aufzugeben. Denn Nikotin und die anderen Schadstoffe des Zigarettenqualms sorgen für schlechte Stoffwechsel- und Durchblutungszustände in der Haut. Ebenfalls ungünstig für die Haut sind größere Mengen an Alkohol. Denn sie treiben Wasser in die Gesichtshaut und quellen sie auf. Danach wird das Wasser wieder abgezogen, und die Haut fällt regelrecht in sich zusammen. Geringe Alkoholmengen (etwa zwei Gläser Bier oder Wein pro Tag) schaden der Haut jedoch nicht.

Sonnenanbeter tun ihrer Haut ebenfalls nichts Gutes. Meiden Sie Sonnenstrahlen in der Zeit zwischen 11 und 15 Uhr, und schützen Sie Ihre Haut entweder mit Sonnenmilch (Faktor 6 bis 15) oder mit Kleidungsstücken. Am besten für unsere Haut ist Bewegung unter bewölktem Himmel – dabei bekommt sie genau die richtige Strahlendosis ab. Auch die Ernährung spielt beim Aussehen der Haut eine wichtige Rolle. Ungünstig sind ausgelaugtes Dosengemüse, Schnellgerichte aus der Imbissbude sowie Colagetränke, Limonaden und Süßigkeiten. Denn sie boykottieren die Verdauung im Darm, so dass nur noch wenig Biostoffe in die Haut gelangen können. Besser sind reichlich frisches Gemüse und Obst.

Falten – unabwendbares Schicksal?

Zunächst einmal: Falten sind keine Krankheit, sondern eine Alterserscheinung. Die Spannung im Hautgewebe nimmt im Lauf der Jahre einfach ab, wobei dieser Prozess allerdings durch unterschiedliche Faktoren beschleunigt oder verlangsamt werden kann.

Beschleunigend wirken neben der Austrocknung vor allem Eiweißkrusten, die sich im Lauf des Lebens in der Haut ansammeln; viel Sonne und Wind, Stress, falsche Gesichtspflege und Ernährung, Hauterkrankungen, Bewegungsmangel, Nikotin und Alkohol beschleunigen ihre Entstehung. Auch radikale Diätkuren fördern die Bildung von Falten, denn sie bringen den Stoffwechsel durcheinander, und es kommt zum Abzug von Fett und Wasser aus dem Hautgewebe.

Bereits existierende Falten sind durch Kräuteranwendungen nicht mehr zu beheben. Die Anwendungen eignen sich jedoch aufgrund ihrer tonisierenden Wirkungen dazu, weitere Faltenbildungen zu verzögern.

Es steht uns ins Gesicht geschrieben

Nicht zu vergessen der psychische Aspekt: Unsere Mimik begleitet alles, was wir tun, denken und fühlen. Ein Zuviel an Mimik setzt die Haut unter mechanischen Stress, die ständigen Hautüberdehnungen – vor allem an Mund und Augen – fördern die Faltenentwicklung. Ein Zuwenig an Mimik trägt ebenfalls zu Falten bei, da eine erstarrte und ausdruckslose Gesichtsmuskulatur nur wenig durchblutet wird. Am hautfreundlichsten ist der Mittelweg, wenn die Haut grundsätzlich entspannt ist und Mimik zur Unterstützung, nicht aber zum willentlichen und ständigen Ausdruck unserer Stimmungslage dient.

Calendula hilft, die Entstehung von Falten zu verhindern, indem sie die freien Radikale abfischt, die in der Haut durch Sonnenlicht, Rauchen und Alkoholkonsum entstehen. Darüber hinaus macht sie als Emolliens die Haut deutlich weicher, so dass sie elastischer wird.

Vor der Anwendung von Heilkräutern müssen Sie Ihren Hauttyp bestimmen:
▶ **Normale Haut ist feinporig und glatt. Sie zeigt einen matten Glanz.**
▶ **Trockene Haut ist feinporig und spröde, rissig und ohne Glanz. Sie neigt zur Faltenbildung.**
▶ **Fettende Haut ist großporig und glänzend. Sie neigt zu Mitessern und Pickeln.**

Die Haut richtig reinigen

Das tägliche Reinigungsprogramm für die Haut ist eigentlich recht einfach: morgens und abends mit Wasser waschen. Zum Entfernen von Schweiß und Staub reicht diese Methode jedenfalls vollkommen aus. Leider wird unsere Haut jedoch oft auch von anderen Stoffen traktiert, beispielsweise von kosmetischen Fetten, Parfümen und Zigarettenrauch. Hier ist dann der Einsatz von Seifen und anderen Reinigungsmitteln vonnöten, die aber wiederum auf den jeweiligen Hauttyp abgestimmt sein müssen. Insgesamt kann die Ringelblume die Reinigung wirksam unterstützen, da sie antibiotisch wirkt und Entzündungen hemmt. Ihre Stärken kommen vor allem bei trockener, strapazierter und leicht entzündlicher Haut zum Tragen.

▶ Trockene Haut benötigt milde Reinigung mit rückfettenden Syndets, Reinigungsöl oder Reinigungsmilch, danach eine fett- und feuchtigkeitsspendende Creme oder eine nicht allzu fette Salbe.

▶ Normale Haut wird am besten mit rückfettender Seife oder einer milden Reinigungsmilch gereinigt. Anschließend sollte man ein tonisierendes Gesichtswasser ohne Alkohol verwenden.

▶ Fettige, unreine Haut braucht morgens und abends eine intensive Reinigung. Zu stark entfettende Seifen- oder Alkohollösungen können jedoch des Guten zu viel sein, besser sind spezielle Rubbelseifen und Reinigungsgels sowie eine Nachreinigung mit menthol-, kampfer- oder calendulahaltigen Gesichtswässern.

Tipp Machen Sie mal eine Rubbelkur mit Mandelkleie. Dadurch werden tote Hautschüppchen entfernt, und der Teint wird klarer.

Die hygienische Kraft des Ganzkörperbads

Das Ganzkörperbad ist eigentlich dem Duschen im Hinblick auf seine Reinigungskraft unterlegen. Denn man bleibt ja in seinem Schmutzwasser sitzen, während beim Duschen ein ständiger Wasseraustausch auf der Haut stattfindet. Wenn man das Badewasser jedoch mit bestimmten Heilkräutern anreichert, wird seine Reinigungskraft deutlich gesteigert. Außerdem können dadurch auch medizinische Effekte auf die Haut erzielt werden. Rezepte für pflegende Badezusätze mit Ringelblume finden Sie auf Seite 89.

Die hygienische Kraft von Gesichtsdampfbädern

Trotz der täglichen Reinigung braucht die Gesichtshaut hin und wieder eine Generalreinigung, vor allem dann, wenn Sie sich in schmutziger Umgebung aufhalten und die Haut Ruß, Staub und Abgasen ausgesetzt ist. Hier wirkt ein Gesichtsdampfbad mitunter regelrechte Wunder. Darüber hinaus regen Dampfbäder die Durchblutung der Haut an, und mit Hilfe von bestimmten Kräutern können mit ihnen auch hautmedizinische Wirkungen erreicht werden.

Wie wichtig Gesichtsdampfbäder für die Hygiene sein können, zeigt sich, wenn man danach das Gesicht mit einem Papiertuch abtupft: Es strotzt regelrecht vor Schmutz.

Gesichtsdampfbad mit Ringelblumen

Das Ringelblumendampfbad hilft bei entzündlicher Haut mit zahlreichen Mitessern.

Zubereitung: Überbrühen Sie 1 Hand voll Ringelblumenblüten in einer flachen Wanne mit 1 Liter kochendem Wasser. Dann beugen Sie das Gesicht über die Wanne, ein Handtuch wird wie ein Zelt über

Sie dürfen nicht erwarten, dass Sie binnen weniger Wochen alles ungeschehen machen können, was Ihrer Haut über viele Jahre hinweg angetan wurde. Akzeptieren Sie, dass es kein Mittel gibt, das Ihrer Haut über Nacht wieder die Frische eines Babyteints verleihen könnte.

Hinterkopf, Nacken und Schultern gespannt. Eingeatmet wird durch die Nase, ausgeatmet durch den Mund. Dauer der Anwendung: 10 Minuten, 2- bis 3-mal wöchentlich.

Kosmetika selbst hergestellt

Für die Gesichtsreinigung

Ringelblumenreinigungscreme für fettige Haut

Zutaten: 5 g weißes Wachs, 3 g Wollwachsalkohol, 30 ml Vaselinöl, 30 ml Ringelblumentinktur

Zubereitung: Wachs, Wollwachsalkohol und Vaselinöl über dem Wasserbad schmelzen und auf 60 °C erhitzen. Überprüfen Sie die Temperatur mit einem Thermometer. Rühren Sie die Ringelblumentinktur unter die geschmolzenen Fette. Geduldig weiterrühren, bis die Creme kalt und fest ist. Die Masse in Töpfchen abfüllen.

Anwendung: Die Reinigungscreme wird mit den Fingerspitzen auf dem feuchten Gesicht verteilt und sanft einmassiert. Nach der Anwendung mit reichlich lauwarmem Wasser abwaschen.

Selbst gerührte Cremes müssen immer in gut gereinigte Gefäße abgefüllt werden. Am besten bewahrt man sie im Kühlschrank auf – im warmen Badezimmer verderben sie schnell.

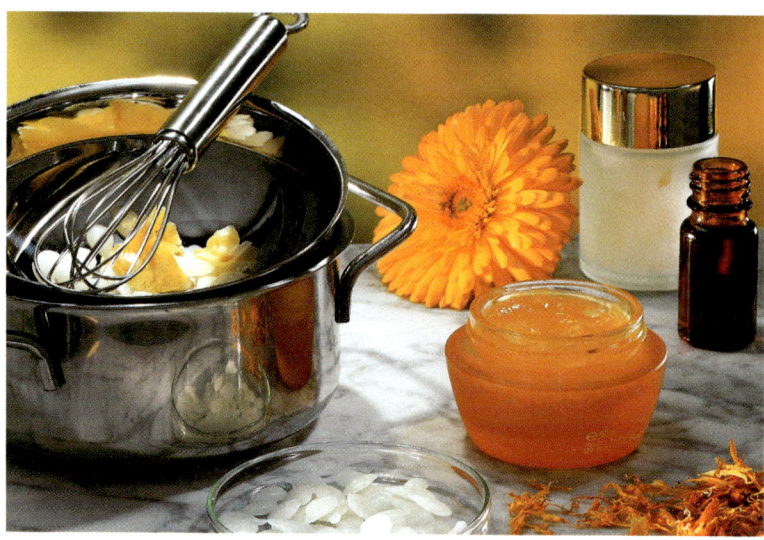

Ringelblumenreinigungsmilch für trockene Haut

Zutaten: 10 g Lanolin, 3 ml Wollwachsalkohol, 30 ml Vaselinöl,
1 TL Tween 80 (ölige Flüssigkeit, die Cremes, Lotionen und
Milch besonders sahnig werden lässt, erhältlich in der Apotheke),
60 ml Wasser, 20 ml Ringelblumentinktur

Zubereitung: Lanolin, Wollwachsalkohol, Vaselinöl und Tween 80 über
dem Wasserbad schmelzen und auf 70 °C erhitzen. Überprüfen Sie die
Temperatur mit einem Thermometer! Gleichzeitig wird in einem anderen Topf das Wasser auf 70 °C erhitzt. Anschließend das Wasser in
das geschmolzene Fett geben, gut umrühren. Jetzt erst wird die Ringelblumentinktur hinzugefügt. Geduldig weiterrühren, bis die Milch
eine schöne sahnige Konsistenz erhält. In eine dunkle und saubere
Glasflasche abfüllen.

Anwendung: Die Reinigungsmilch wird mit den Händen auf dem Gesicht verteilt. Nach der Anwendung mit warmem Wasser abwaschen.

Schonend abgeschminkt

Kosmetika für die Augen haben in erster Linie die Aufgabe, zu ver-
schönern und zu betonen. Sie sind daher nicht unbedingt hautfreund-
lich – nach dem Abschminken bleibt die Haut oft gereizt. Calendula
kann hier aufgrund ihrer starken entzündungshemmenden Effekte
von großem Nutzen sein.

Ringelblumenabschminke

Zutaten: 5 g weißes Wachs, 2 TL Lanolin anhydrid, 5 g Kakaobutter,
40 ml Mandelöl, 20 ml Ringelblumenöl, 20 ml Hamameliswasser
(aus der Apotheke)

Zubereitung: Das Wachs über dem kochenden Wasserbad schmelzen,
Lanolin und Kakaobutter hinzugeben. Sobald alles geschmolzen ist,
das Mandelöl hinzugeben und alles auf 70 °C erwärmen. Überprüfen
Sie die Temperatur mit einem Thermometer! Den Topf vom Herd
nehmen und dann das Ringelblumenöl und das Hamameliswasser
hinzugeben. Alles zusammen mit dem Handmixer verrühren und in
kleine, dunkle Gläschen abfüllen.

Wer Lidschatten und Wimperntusche benutzt, arbeitet mit Farbstoffen. Und die sorgen nicht selten für Hautreizungen. Die entzündungshemmende Ringelblume sollte daher beim Abschminken unbedingt dabei sein.

Anwendung: Massieren Sie die Ringelblumenabschminke sanft und ohne zu zerren in die Haut um die Augen herum ein. Das öllösliche Make-up wird dabei herausgelöst und kann dann mit einem feuchten Wattebausch leicht entfernt werden.

Ringelblumenreinigungsöl zur Make-up-Entfernung

Zutaten: 90 ml Avocadoöl, 10 ml Tween 80, 15 ml Ringelblumenöl
Zubereitung: Avocadoöl und Tween 80 in eine Flasche füllen und gut durchschütteln. Ringelblumenöl hinzugeben, noch einmal gut durchschütteln.
Anwendung: Das Ringelblumenöl auf dem Gesicht verteilen, es eignet sich aber auch zur Reinigung anderer Hautpartien. Nach der Anwendung mit viel lauwarmem Wasser abwaschen.

Gekaufte Lotionen zur Erfrischung und Nachreinigung haben oft einen zu hohen Alkoholgehalt. Das wirkt austrocknend und reizend auf die Haut.

Erfrischende und hautberuhigende Lotionen

Ringelblumengesichtswasser

Zutaten: 50 ml Rosenwasser, 50 ml Orangenblütenwasser, 30 ml Ringelblumentinktur
Zubereitung: Alle Zutaten in einer Schüssel miteinander vermischen und in eine Glasflasche füllen.
Anwendung: Ringelblumengesichtswasser ist mild und besonders geeignet für empfindliche und trockene Haut. Es erfrischt und eignet sich nach einer Grundreinigung mit Öl, Creme oder Milch zur Nachreinigung. Männer können es als Rasierwasser verwenden.

Kräuterlotion für empfindliche Haut

Zutaten: 2 EL Kamillenblüten (Flores Chamomillae), 1 EL Stiefmütterchenkraut (Violae tricoloris herba), 1 EL Ringelblumenblüten, 30 ml Alkohol (70 %), 100 ml destilliertes Wasser, 30 ml Rosenwasser
Zubereitung: Die getrockneten Kräuter werden gemischt und mit dem Alkohol und dem Wasser übergossen. 48 Stunden stehen lassen, dann abseihen. Geben Sie die Mischung zuerst in ein feines Haarsieb, drücken Sie anschließend den Kräuterrest sorgfältig aus. Den Auszug noch einmal durch ein Leinentuch abseihen.

Dem klar gefilterten Auszug das Rosenwasser zugeben, das Ganze in eine dunkle Flasche geben und noch einmal kräftig durchschütteln.
Anwendung: Die Kräuterlotion riecht überaus angenehm und wirkt beruhigend und erfrischend. Sie wird am besten zur Nachreinigung im Anschluss an eine Creme-, Öl- oder Milchreinigung eingesetzt. Tauchen Sie einen Wattebausch in die Lotion, und tupfen Sie das Gesicht in kreisenden Bewegungen ab.

Kräuterlotion für entzündliche Haut

Zutaten: 1 EL Kamillenblüten (Flores Chamomillae), 1 TL Queckenwurzeln (Rhizoma Graminis), 1 EL Huflattichblätter (Tussilaginis folium), 1 EL Ringelblumenblüten, 30 ml Alkohol, 100 ml destilliertes Wasser, 30 ml Hamameliswasser (aus der Apotheke)
Zubereitung: Die getrockneten Kräuter werden gemischt und mit dem Alkohol und dem Wasser übergossen. 48 Stunden stehen lassen, dann abseihen. Geben Sie die Mischung zuerst in ein feines Haarsieb, drücken Sie anschließend den Kräuterrest sorgfältig aus. Den Auszug noch einmal durch ein Leinentuch filtern. Dem klar gefilterten Auszug das Hamameliswasser zugeben, das Ganze in eine dunkle Glasflasche geben und noch einmal kräftig durchschütteln.
Anwendung: Diese Kräuterlotion eignet sich zur Nachreinigung im Anschluss an eine Grundreinigung mit Creme, Milch oder Öl. Tauchen Sie einen Wattebausch in die Lotion, um mit ihm Gesicht, Hals und Dekolletee abzutupfen. Die Lotion eignet sich aber auch zur Behandlung von Unreinheiten und Pusteln an anderen Hautstellen.

Spezialpflege bei kleinen Hautproblemen

Ringelblumen-Bienenwachs-Creme für alternde Haut

Zutaten: 20 g Bienenwachs, 20 g Bienenhonig, 10 ml Ringelblumentinktur
Zubereitung: Das Wachs schmelzen und den Honig und die Tinktur unterrühren. Abkühlen lassen und in kleine Döschen abfüllen.
Anwendung: Verteilen Sie die Spezialcreme in einer sehr dünnen Schicht auf der Haut.

Queckenwurzeln werden in der Hautkosmetik relativ selten eingesetzt. Dabei besitzen sie eine starke antibiotische Wirkung, und ihr hoher Kieselsäuregehalt festigt die Haut- und Nagelstrukturen.

Für die Kompresse tränkt man ein Mull- oder Leinentuch mit dem lauwarmen Pflanzensud, wringt es aus und drückt es sanft auf das Gesicht. Anschließend sollte man etwa zehn Minuten lang ruhen.

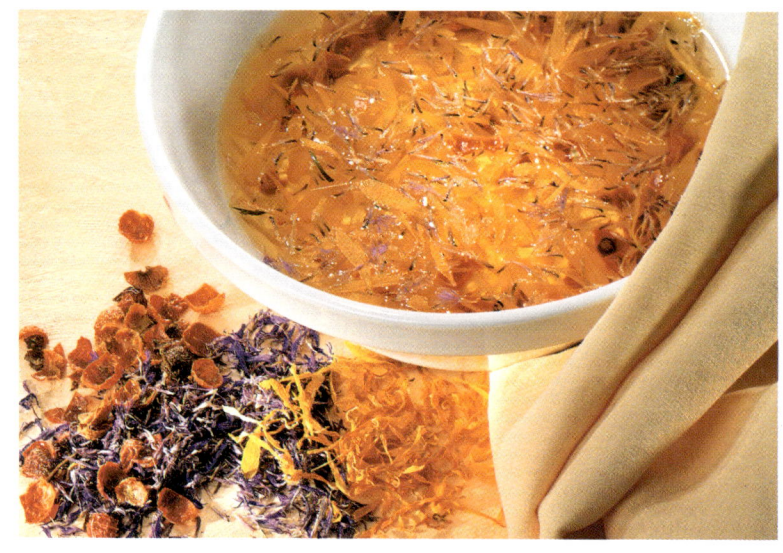

Kornblumen haben in der Hautkosmetik eine lange Tradition – sie wirken straffend und unterstützen den Gewebeaufbau in der Haut. Mit Ringelblume kombiniert verbreiten sie ein sehr angenehmes Aroma.

Kräuterkompresse gegen Falten

Zutaten: 1 TL Kornblumenblüten (Cyani flos), 1 TL Hagebuttenschalen (Rosae pseudofructus), 1 TL Ringelblumenblüten

Zubereitung: 3 Teelöffel der Pflanzenmischung mit 1 Tasse kochendem Wasser übergießen, 10 Minuten ziehen lassen, schließlich abseihen.

Anwendung: Legen Sie den Tee mehrmals täglich als Kompresse auf Ihr Gesicht. Faltige Hände baden Sie in dem Tee.

Ringelblumen-Augenfältchen-Öl

Zutaten: 1 TL Kakaobutter, 1 TL Lanolin anhydrid, 50 ml Mandelöl, 10 ml Ringelblumenöl

Zubereitung: Über dem kochenden Wasserbad Kakaobutter und Lanolin schmelzen, das Mandelöl hinzugeben und alles auf 60 °C erwärmen. Überprüfen Sie die Temperatur mit einem Thermometer. Den Topf vom Herd nehmen und mit einem Handmixer so lange rühren, bis die Mischung auf Handwärme abgekühlt ist. Dann erst kommt das Ringelblumenöl hinzu.

Anwendung: Verteilen Sie das Öl morgens und abends hauchdünn auf den Hautzonen um die Augen herum.

Ringelblumen-Papaya-Maske bei blassem Gesicht

Zutaten: 1 Papaya, 3 EL Sahne, 20 ml Ringelblumentinktur

Zubereitung: Schälen und entkernen Sie die Papaya. Mischen Sie das Fruchtfleisch mit der Sahne und der Tinktur. Gut durchrühren.

Anwendung: Maske auf dem Gesicht verteilen. Lassen Sie sie etwa 30 Minuten lang einwirken. Wiederholen Sie die Anwendung 3-mal pro Woche. Ringelblumen können nicht gegen alle Faktoren helfen, die Gesichtsblässe verursachen. Erwiesen ist bei äußerlicher Anwendung aber die Förderung der Hautdurchblutung. Dieser Effekt kann in Kombination mit anderen Heilpflanzen noch gesteigert werden.

Ringelblumen-Sahne-Therapie bei rissigen Lippen

Zutaten: 200 g saure Sahne, 20 ml Ringelblumentinktur

Zubereitung: Die beiden Zutaten gut miteinander vermischen.

Anwendung: Bestreichen Sie Ihre rissigen Lippen mit der Ringelblumensahne, am besten jeden Morgen; die Sahne besitzt genau die richtige Fettzusammensetzung, um Ihre Lippen vor ungünstigen Witterungseinflüssen zu schützen. Am Abend tragen Sie dann am besten Ringelblumenhonig auf. Das Rezept finden Sie auf Seite 29.

Die Rundumwohltat – Ringelblumenbäder

Ringelblumen-Buttermilch-Bad für eine weiche Haut

Zutaten: 3 l Buttermilch, 1 Tasse Ringelblumentee

Zubereitung: Warmes Wasser in die Badewanne einlaufen lassen. Die Buttermilch und den noch heißen Ringelblumentee hinzufügen, gut umrühren.

Ringelblumen-Melissen-Bad zur Hautberuhigung

Zutaten: 1 Hand voll Melissenblätter (Melissae folium), 1 Hand voll Ringelblumenblüten

Zubereitung: Füllen Sie die beiden Kräuter getrennt in Leinensäckchen. Die Säckchen gut zubinden und in die trockene Badewanne legen. Dann die Wanne voll laufen lassen. Sobald man ins Wasser steigt, die Säckchen herausnehmen und kräftig ausdrücken.

Lippenlecken fördert Lippenrisse, da es den natürlichen Fettfilm beseitigt. Besonders bei angespannter Konzentration verfällt man in diese Angewohnheit. Gewöhnen Sie sich einen harmlosen »Ersatztic« an, wie etwa das Spielen mit einem Kugelschreiber oder Kaugummikauen.

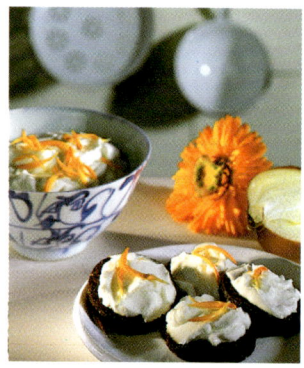

Calendula ist auch eine raffinierte Speisenzutat.

Die Ringelblume als Küchenfee

Die Ringelblume hat in der Küche durchaus Tradition. Im Mittelalter wurden ihre Blätter mit Essig und Öl angemacht; einen dementsprechenden Salatvorschlag finden Sie auch in unserem Rezepteteil. In England wird sie bis heute in der Küche verarbeitet, beispielsweise zu Suppen und Kraftbrühen. In den USA werden Ringelblumenblüten in »marigold sandwiches« verarbeitet.

Kochen mit Ringelblumen

In Deutschlands Küchen führt Calendula allerdings eher ein Schattendasein. Dabei taugt sie durchaus als Gewürz – wenn auch ihre Würzkraft eher schwach ist und daher recht viele Ringelblumenblüten zum Einsatz kommen müssen, damit man sie herausschmecken kann. Ihr Geschmack ist herb und luftig, sie eignet sich vor allem als Beigabe zu Suppen, Salaten, Quark- und anderen Milchproduktspeisen sowie Brotaufstrichen. Die Blüten der Ringelblume sollten im Unterschied zu ihren Blättern getrocknet verwendet werden.

Die Geschmacksnote der Ringelblume ist eher dezent. Umso eindeutiger ist jedoch ihre farbliche Nuance. Mit ihrer knalligen Farbe verleiht sie jeder Speise eine besondere Note.

Würzig und pikant mit Blüten

Ringelblumen-Löwenzahn-Salat

Zutaten (für 4 Personen): 150 g frische Löwenzahnblätter, 150 g frische Ringelblumenblätter, Salz, Pfeffer, Essig, Zucker, 150 g durchwachsener Speck, 1 Zwiebel

Zubereitung: Die sauber verlesenen Blätter beider Salatsorten waschen und abtropfen lassen. Für die Marinade Salz, Pfeffer, Essig und Zucker gut miteinander verrühren, nach Belieben abschmecken und über den Salat gießen.

Den Speck in kleine Würfel schneiden und bei schwacher Hitze auslassen, bis er leicht braun ist. Zusammen mit dem Fett über den Salat geben. Die Zwiebel abziehen, in feine Ringe schneiden und den Salat damit garnieren.

Quarkaufstrich mit Ringelblumen

Zutaten (für 4 Personen): 300 g Quark (Vollfettstufe), 200 g saure Sahne, 1/2 Zwiebel, 1 EL Ringelblumenblüten
Zubereitung: Den Quark in einer Schüssel glatt rühren, anschließend die saure Sahne hinzufügen. Die Zwiebel abziehen und fein würfeln, zusammen mit den Ringelblumenblüten unter die Quarkmasse heben. Der Aufstrich schmeckt vor allem zu Pumpernickel und anderen dunklen Brotsorten.

Karotten und Ringelblume passen nicht nur farblich zusammen. Ihr gemeinsamer Anteil an Karotinoiden macht sie zu einer wertvollen Diät bei entzündlichen Erkrankungen des Magens.

Karottensuppe mit Ringelblumen

Zutaten (für 2 Personen): 1 Glas Karotten (Babynahrung), 1/2 l Gemüsebrühe, 1 EL Ringelblumenblüten, 1 Messerspitze Muskat
Zubereitung: Die pürierten Karotten in einen Topf mit der Gemüsebrühe geben. Das Ganze aufkochen und mit Ringelblumenblüten und etwas Muskat würzen.
Tipp Diese sehr schnell zubereitete Suppe ist magenfreundlich und eignet sich auch als erste Mahlzeit nach Übelkeit oder Erbrechen.

Kichererbsenbrei mit Ringelblumen

Zutaten (für 4 Personen): 400 g getrocknete Kichererbsen, Wasser, 1 Zwiebel, Pfeffer, 1 EL Ringelblumenblüten, Salz, 2 TL Butter
Zubereitung: Die Kichererbsen über Nacht in reichlich Wasser einweichen. Am nächsten Tag mit 800 Milliliter Einweichwasser zum Kochen bringen. Die Zwiebel abziehen und würfeln. Zwiebelwürfel zu den Kichererbsen geben, mit Pfeffer und Ringelblumenblüten würzen. Etwa 3 Stunden lang bei schwacher Hitze kochen. Dabei gelegentlich umrühren; wenn nötig, weiteres Wasser hinzugießen. Erst zum Ende der Garzeit mit Salz würzen, die Kichererbsen werden sonst nicht weich. Alles durch ein Sieb streichen oder mit dem Mixstab des Handrührers pürieren. Die Butter unterziehen.

Kichererbsen enthalten sehr viel Kupfer. Zusammen mit Ringelblumen ergeben sie eine gesunde Speise für die Haut.

Tipp Die sehr lange Garzeit der Kichererbsen reduziert sich im Schnellkochtopf auf etwa 45 Minuten. Sie können aber auch vorgegarte Kichererbsen aus der Dose nehmen.

Süße Genüsse in sonniger Farbe

Ringelblumengelee

Zutaten: 1 l Wasser, 200 g Ringelblumenblüten, 1,5 kg Gelierzucker, 1 Zitrone

Zubereitung: Das Wasser zum Kochen bringen und über die Ringelblumenblüten gießen. 10 Minuten lang zugedeckt ziehen lassen, durch ein feines Sieb abseihen. Die Zitrone auspressen, den Saft mit dem Ringelblumentee und Gelierzucker erhitzen und 5 Minuten lang kochen lassen. Heiß in sorgfältig gereinigte Marmeladengläser füllen, sofort fest verschließen.

Schmorapfel mit Ringelblumen und Sahne

Zutaten (für 4 Personen): 6 Äpfel, 2 TL Ghee (Butterreinfett), 1 EL brauner Rohrzucker, 1 EL Ringelblumenblüten, 1 gestrichener TL Zimt, 1 Messerspitze gemahlener Koriander, 3 EL Sahne

Zubereitung: Die Äpfel waschen, entkernen und in kleine Stücke zerschneiden. Ghee in der Pfanne erhitzen, den Zucker darin schmelzen lassen. Die Ringelblumenblüten mit den anderen Gewürzen hinzugeben. Alles zusammen noch etwa 15 Minuten lang kochen lassen, zum Schluss die Sahne hinzufügen.

Wenn die Ringelblumenblüten in Käseaufstrichen verarbeitet werden, bringt das auch medizinische Vorteile mit sich. Denn auf diese Weise kommt man in den Genuss einiger fettlöslicher Stoffe der Calendula.

Frischkäse mit Ringelblume und Muskat

Zutaten (für 2 Personen): 200 g Frischkäse, 100 g Joghurt (3,5 % Fett), 50 g Puderzucker, 1 EL Ringelblumenblüten, 1 Messerspitze gemahlener Muskat

Zubereitung: Frischkäse mit Joghurt und Zucker verrühren, mit den Gewürzen abschmecken. Gut geeignet als aromatischer Brotaufstrich.

Tipp Färben Sie doch einmal Ihre Butter leuchtend gelb, wie es früher die Bäuerinnen taten. Dazu die gelben Blüten mit Kochsalz zerreiben und unter die Butter rühren.

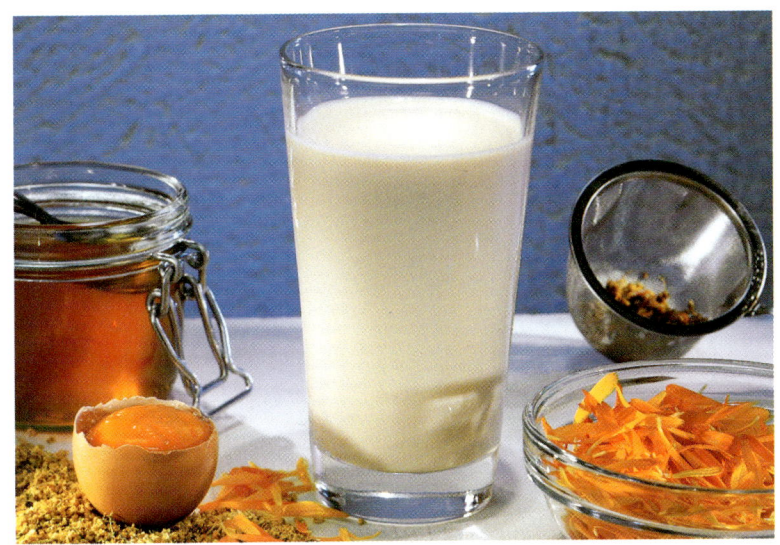

Holunderblüten enthalten Substanzen, die besonders effektiv bei Erkältungskrankheiten wirken. Das macht Milch mit Holunder und Ringelblumen zu einem idealen Getränk in den grippegefährdeten Jahreszeiten.

Heiß oder kalt – Ringelblumengetränke

Ringelblumen-Holunder-Milch

Zutaten (für 4 Personen): 1 EL Ringelblumenblüten, 2 EL Holunderblüten, 1 l Milch, 4 EL Honig, 2 Gläschen Kognak, 3 Eigelbe
Zubereitung: Die Blüten mit heißer Milch übergießen, 10 Minuten lang zugedeckt ziehen lassen, dann abseihen. Den Honig in der Kräutermilch auflösen, Kognak hinzugeben und die Eigelbe hineinrühren. Ein Drink für kalte Tage, der auch bei Erkältungen hilft.

Ringelblumen-Vanille-Tee

Zutaten (für 4 Personen): 3 cm Vanilleschote, 2 Gewürznelken, 3 EL Ringelblumenblüten, 1 l Wasser, 1 TL Honig
Zubereitung: Die Vanilleschote in kleine Stücke zerhacken und zusammen mit den Gewürznelken in einem Mörser zerstoßen. Das erhaltene Pulver gut mit den Ringelblumenblüten vermischen.
Das Wasser im Kessel kurz aufkochen und über die Tee-Gewürz-Mischung gießen. 10 Minuten zugedeckt ziehen lassen, durch ein Sieb abseihen. Zum Schluss den Honig hinzugeben.

Ringelblumentee selbst ist eher arm im Geschmack, doch er ist aufgrund seiner Inhaltsstoffe imstande, den Geschmack anderer Speisen zu verstärken. Wichtig ist, dass Sie den Tee nicht zu lange ziehen lassen – denn dann dominieren seine Bitterstoffe.

Ringelblumentee mit Zitronenmelisse

Zutaten (für 2–3 Personen): 0,8 l Wasser, 3 EL Ringelblumenblüten, 1 Zweig frische Zitronenmelisse, Kandiszucker nach Geschmack

Zubereitung: Das Wasser zum Kochen bringen. Die Ringelblumenblüten in einer Kanne mit dem Wasser übergießen. 10 Minuten lang zugedeckt ziehen lassen, durch ein feines Sieb abseihen.

Die von den Stielen abgezupften Blättchen der Zitronenmelisse und etwas Kandiszucker in Teetassen geben, mit dem heißen Tee auffüllen. Vor dem Trinken etwas abkühlen lassen.

Die erfrischend-würzige Zitronenmelisse lässt sich gut im Garten oder auf dem Balkon ziehen. Sie eignet sich nicht nur für Getränke, sondern auch für Obstsalate oder Quarkspeisen.

Ringelblumenshake mit Aprikosen

Zutaten (für 2 Personen): 1/2 l Wasser, 2 EL Ringelblumenblüten, Eiswürfel, 4 reife Aprikosen, 1 Zitrone, 2 TL Puderzucker, 4 Kugeln Vanilleeis, 2 Zweige Zitronenmelisse

Zubereitung: Das Wasser kurz aufkochen, über die Ringelblumenblüten gießen. 10 Minuten lang zugedeckt ziehen lassen, durch ein feines Sieb abseihen. In mit Eiswürfeln gefüllte Longdrinkgläser gießen.

Die Aprikosen mit kochendem Wasser überbrühen, die Haut abziehen, entsteinen und fein zerschneiden. Die Zitrone auspressen, den Saft mit den Aprikosenstücken und dem Puderzucker in einen Mixer geben. Das Ganze pürieren, den Ringelblumentee und die Vanilleeiskugeln hinzugeben und alles schaumig aufschlagen. Den Shake sofort in die vorbereiteten Gläser gießen und mit jeweils 1 Melissenzweig garnieren.

Ringelblumen-Apfel-Flip

Zutaten (für 2 Personen): 1/2 l Wasser, 2 EL Ringelblumenblüten, 1 kleiner Apfel, 2 TL Zitronensaft, 100 ml klarer Apfelsaft, Eiswürfel

Zubereitung: Das Wasser kurz aufkochen und über die Ringelblumenblüten gießen. 10 Minuten lang zugedeckt ziehen lassen, durch ein feines Sieb abseihen. Den Apfel waschen, entkernen und in dünne Spalten schneiden. Die Schnitten in dem mit Zitronensaft gemischten Apfelsaft einlegen.

Die Apfelspalten und den Saft in 2 Longdrinkgläser füllen. Mit dem Ringelblumentee auffüllen und ein paar Eiswürfel hinzugeben.

Über den Autor

Dr. Jörg Zittlau hat Philosophie, Biologie und Sportmedizin studiert und arbeitet heute als freier Wissenschaftsjournalist mit den Schwerpunkten Alternativmedizin, Psychologie und Ernährung.

Dank

Besonderer Dank gilt den Firmen Weleda, Theiss Naturwaren und den Kneipp-Werken sowie dem Bundesverband deutscher Apothekerverbände (ABDA) für ihre freundliche Unterstützung bei der Recherche.

Literatur

Braun, Hans/Frohne, Dietrich: Heilpflanzenlexikon. Gustav Fischer Verlag. Stuttgart 1994
Hoffmann, David: Die große Pflanzenapotheke. Mosaik-Verlag. München 1996
Isaac, Otto: Die Ringelblume. Wissenschaftliche Verlagsgesellschaft. Stuttgart 1992
Zittlau, Jörg/Helfferich, Michael: Heilpflanzen unserer Heimat. Ludwig Verlag. München 1997

Hinweis

Das vorliegende Buch ist sorgfältig erarbeitet worden. Dennoch erfolgen alle Angaben ohne Gewähr. Weder Autor noch Verlag können für eventuelle Nachteile oder Schäden, die aus den im Buch gemachten praktischen Hinweisen resultieren, eine Haftung übernehmen.

Bildnachweis

AKG, Berlin: 11, 32; Bilderberg, Hamburg: U4 (S. Elleringmann), 1, 6 (Eberhard Grames); Das Fotoarchiv, Essen: 5, 22, 42, 71 (Andreas Riedmiller), 53 (Patrick Morrow), 65 (Jochen Tack), 78 (Peter Hollenbach); Michael Nagy, München: U1 (Fond u. Einkl.), 14, 28, 40, 84, 88, 90, 93; Südwest Verlag, München: 48 (Astrid Eckert); The Image Bank, München: 18 (Charles Mahaux), 56 (Nicolas Russell), 68 (Georges Colbert), 80 (Frederic Jorez)

Impressum

© 1998 W. Ludwig Buchverlag in der Verlagshaus Goethestraße GmbH & Co. KG, München
2. Auflage 1998
Alle Rechte vorbehalten. Nachdruck – auch auszugsweise – nur mit Genehmigung des Verlags.

Redaktion:
Dr. Marion Onodi
Projektleitung:
Nicola von Otto
Redaktionsleitung und medizinische Fachberatung:
Dr. med. Christiane Lentz
Bildredaktion:
Sabine Kestler
Produktion:
Manfred Metzger
Umschlag:
Till Eiden
Layout:
Wolfgang Lehner
DTP/Satz:
Mihriye Yücel
Druck:
Weber Offset, München
Bindung:
R. Oldenbourg, München

Printed in Germany
Gedruckt auf chlor- und säurearmem Papier

ISBN 3-7787-3690-6

Register